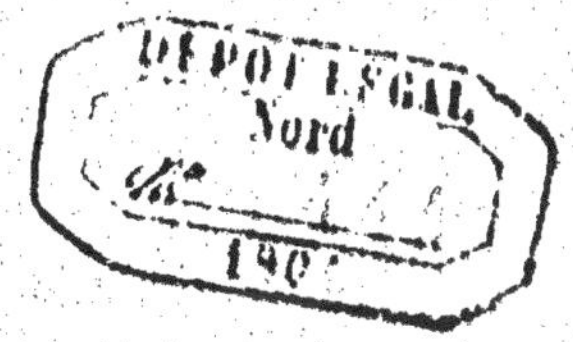

DE LA

PNEUMATOCÈLE FRONTALE

PAR

Le Docteur Georges CRÉTAL

Ancien Interne des Hôpitaux

LAURÉAT DE LA FACULTÉ DES SCIENCES (PRIX DU CONSEIL GÉNÉRAL 1898)

LAURÉAT (TER) DE LA FACULTÉ DE MÉDECINE

MENTION 1900. MÉDAILLES 1901-1903

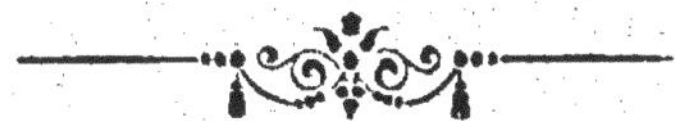

LILLE

Vve MASSON, Éditeur

40, rue Faidherbe, 40

1904

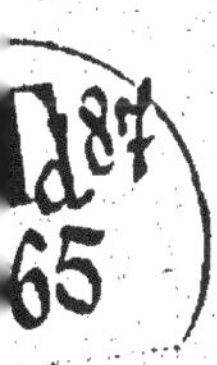

DE LA

PNEUMATOCÈLE FRONTALE

PAR

Le Docteur Georges CRÉTAL

Ancien Interne des Hôpitaux

LAURÉAT DE LA FACULTÉ DES SCIENCES (PRIX DU CONSEIL GÉNÉRAL 1898)

LAURÉAT (TER) DE LA FACULTÉ DE MÉDECINE

MENTION 1900, MÉDAILLES 1901-1904

LILLE

Vve MASSON, ÉDITEUR

40, rue Faidherbe, 40

1904

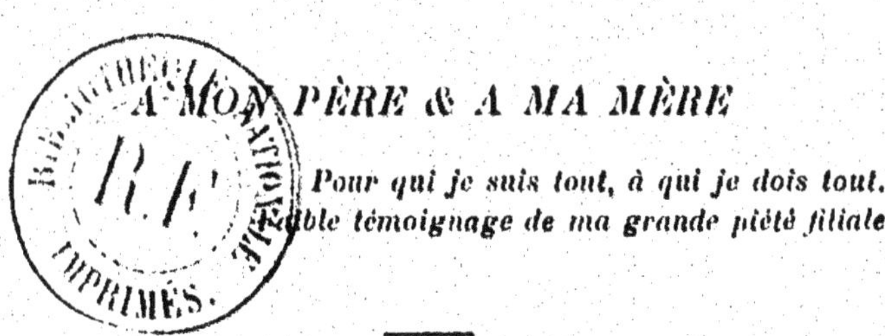

A MON PÈRE & A MA MÈRE

Pour qui je suis tout, à qui je dois tout.
Faible témoignage de ma grande piété filiale

A MON AMI L. LELONG

En souvenir d'une amitié de 25 ans

A MES AMIS

A tous ceux qui, en me témoignant de l'estime et de l'amitié, en me faisant goûter le charme des causeries sincères et sans arrière-pensée, m'ont rendu la vie aimable.

A MON PRÉSIDENT DE THÈSE

MONSIEUR LE PROFESSEUR FOLET

Professeur de Clinique Chirurgicale
Chevalier de la Légion d'honneur

A MONSIEUR LE PROFESSEUR AGRÉGÉ LE FORT

AVANT-PROPOS

La soutenance d'une thèse fournit au candidat au titre de docteur l'occasion de remercier les maîtres qui furent les artisans de son éducation médicale, nous ne faillirons pas à cet usage, car nous le considérons comme un devoir.

Tous nos remerciements iront d'abord à M. le professeur Folet, qui nous fait aujourd'hui l'honneur de présider notre thèse. Pendant une année d'internat passée dans son service nous avons apprécié autant que nos prédécesseurs, car tous les élèves de M. Folet ont fait son panégyrique, sa bonhomie, ses charmantes causeries au lit du malade, scientifiques, parfois littéraires, toujours intéressantes. De plus, il nous a été permis de faire sous la direction de ce maître bienveillant plusieurs interventions chirurgicales; qu'il soit assuré de toute notre reconnaissance.

M. le professeur agrégé Le Fort a, pendant l'année qui vient de s'écouler, toujours été pour nous plutôt un ami qu'un maître. Nous avons mis souvent son grand savoir à contribution, il ne nous a jamais ménagé son enseignement ni ses conseils. C'est à lui que nous devons l'idée et le plan général de ce travail; nous l'assurons ici de toute notre gratitude.

M. le professeur doyen COMBEMALE fut notre premier maître. Pendant une année et demie passée comme interne dans son service, nous avons admiré tour à tour l'excellence de son enseignement clinique, son aménité envers ses malades, son affabilité pour ses élèves. Dans le cours de nos études, sa sympathie et sa bienveillance ne nous ont jamais fait défaut; nous tenons à l'en remercier.

Notre année d'internat passée dans le service de M. le professeur CARRIÈRE fut pour nous une des plus profitables. C'est en effet par ce maître brillant, à l'enseignement si clair, si savant et si pratique à la fois, que nous fûmes initiés aux difficultés de la clinique infantile. Ce maître a fait tous ses efforts pour faire passer en nous un peu de sa science. Nous ne l'oublierons pas.

MM. les professeurs PHOCAS et GAULARD ont également droit à notre reconnaissance. M. PHOCAS, pendant une année passée comme externe dans son service; M. le professeur GAULARD, pendant quelques mois passés à la maternité, ne nous ont pas ménagé les enseignements cliniques ; nous les en remercions vivement.

MM. VANVERTS, chef de clinique obstétricale, et INGELRANS, professeur agrégé, nous ont toujours témoigné de la sympathie ; qu'ils soient assurés de notre entier dévouement.

M. le Docteur GUSTAVE MINET, qui nous a devancé dans l'arène de la vie, sait quel prix nous attachons à la fraternelle et indissoluble amitié qui nous unit.

Le Docteur DUPREZ est pour nous un ami de la

première heure, nous espérons que cette amitié ne fera que grandir avec le temps.

Enfin, nous adressons un souvenir ému à la salle de garde de l'hôpital-Saint-Sauveur, à ces réunions empreintes de franche camaraderie, où, après une matinée de travail dans les différentes salles de l'hôpital, de sérieuses discussions sur un diagnostic ou une intervention thérapeutique, se terminaient souvent en joyeux propos et gais devis au milieu des rires et de la fumée des cigarettes ....

INTRODUCTION

La pneumatocèle frontale est, comme son nom l'indique, une affection caractérisée par l'existence dans la région crânienne d'une tumeur gazeuse circonscrite, bien limitée, c'est une affection rare, nous n'avons pu en réunir que 11 observations. En effet, sur les 25 observations que nous avons lues, 14 sont mastoïdiennes. Certes, le temps n'est plus où le docteur Balassa, professeur à la clinique chirurgicale de Pesth (Hongrie), écrivait à tort, du reste, en tête d'une observation de pneumatocèle en 1854 : « Il n'y a pas jusqu'à présent d'exemple de tumeur emphysémateuse au crâne, et une pareille affection doit être considérée, par quiconque connaît l'anatomie, comme une énigme pathologique. »

Les travaux de Costes, Demarquay, Thomas, Duplay, Brunsvick, Miquel, les articles plus récents de Gérard-Marchant, et de Chipault dont les traités de chirurgie ont fait de cette affection une entité morbide bien déterminée, ayant actuellement sa place dans les traités de pathologie externe, à côté des autres maladies du crâne. Cependant, l'étude de cette affection est encore incomplète car, si ses symptômes sont bien connus à l'heure actuelle, nous verrons, chemin faisant, que certains points de son étude n'ont pas été approfondis. Sa pathogénie, son diagnostic étiologique, certains points de son pronostic et de son traitement en particulier, n'ont pas été très bien étudiés par les auteurs. Aussi, lorsque M. le professeur agrégé Le Fort, ayant eu la bonne fortune, dans le service de M. le professeur Folet, d'observer, d'opérer et de suivre, jusqu'à guérison complète, une malade atteinte de cette affection, nous a offert de faire une revue de la question, nous avons accepté, espérant que notre travail ne serait pas inutile.

Presque tous les auteurs qui se sont occupés de la question l'ont envisagée à un point de vue particulier. Les uns ne décrivent que la pneumatocèle spontanée, d'autres la pneumatocèle traumatique ou pathologique.

Voici quel sera le but et le plan de notre travail : Nous étudierons l'affection en général, et nous passerons en revue ses différentes variétés étiologiques. Après avoir rapporté textuellement et par ordre chronologique les différentes observations que nous avons recueillies, nous définirons exactement ce qu'est la pneumatocèle frontale, en laissant de côté les pneumatocèles à début mastoïdien.

Après un bref historique de la question, nous étudierons l'anatomie de la région frontale. Ce chapitre préliminaire nous paraît indispensable avant l'étude de la pathologie, sur laquelle nous nous réservons d'insister. Puis nous passerons successivement en revue l'anatomie pathologique, les symptômes, le diagnostic, le pronostic et le traitement de cette affection qui, pour être très rare, n'en intéresse pas moins le chirurgien par ses conditions de production, ses symptômes et les interventions thérapeutiques qu'elle peut déterminer.

Observation I

Histoire des symptômes survenus à une dame à l'occasion d'un remède appliqué pour des dartres, par Duvernez (*Mém. de l'Acad. royale des Sciences*, *1703*) (pneumatocèle frontale pathologique).

Une dame qui avait des dartres sur les mains depuis 8 ou 10 ans s'adressa à un homme qui lui donna une eau claire dont elle se servit sans précaution. Les dartres disparurent, mais les règles cessent, une fluxion érysipélateuse envahit les côtés du nez, puis le nez et les lèvres grossirent, les paupières enflèrent, les yeux furent fermés plusieurs mois, les dents des deux mâchoires tombèrent, le nez resta écrasé sans qu'on ait vu aucune suppuration, ni sortir aucune esquille.

Douze mois après, apparition d'une saillie dure et inégale sur la mâchoire inférieure. Cette saillie, composée d'une exfoliation de presque toute la mâchoire inférieure, s'ébranla et fut enlevée. Le 6 juin de la même année cette dame se plaignit d'une douleur au front, où il survint de l'enflure qui s'étendait jusqu'au milieu du nez avec changement de coloration de la peau, et y étant mandé j'y trouvai de la fluctuation et du bruit.

Je fis serrer le nez de la malade et souffler dans sa main. La peau de la racine du nez et des environs s'enfla beaucoup. J'ouvris cette tumeur à la racine du nez et il en sortit du vent et des matières de différentes couleurs, et la peau, qui resta comme celle d'une vessie collée sur l'os, le laissait sentir inégal et raboteux comme une pierre ponce. Je n'eus point de curiosité peut-être un peu dangereuse en pareille occasion, je ne découvris point l'os. Tout fut rétabli en dix ou douze jours.

Observation II

Olaf Acrel, 1777. *Chirurgische Beochtungen ubersetz Von Myrray.* (pneumatocèle traumatique).

Un garçon boulanger soulève une masse très lourde. Le front enfle à la suite de cet effort. Fièvre, pas de douleurs· seulement lourdeur de tête. La tumeur s'étendait jusqu'à l'arcade zygomatique. Elle contenait évidemment de l'air mais on n'a trouvé aucune lésion par laquelle l'air pouvait être poussé.

La peau est intacte. Ceinture osseuse à la circonférence de la tumeur.

Rien qui puisse faire conclure à une communication avec le cerveau. Après 17 jours, la tumeur commence à disparaître par l'emploi des compresses et des émollients. Acrel se demandait quel pouvait être le contenu de la tumeur. Si elle avait contenu du sang on aurait noté de la fluctuation et des ecchymoses. Or la peau était intacte. La tumeur restait tout le temps élastique, se laissait déplacer, réduire, puis revenait sur elle-même. Acrel penchait pour une tumeur emphysémateuse.

Observation III

DUPUYTREN. — *Leçons orales de Clinique chirurgicale.* T. I, page 129 (1835). Pneumatocèle frontale traumatique.

Un homme fait une chute sur la partie antérieure du front. Quelque temps après une tumeur assez volumineuse se développe dans la région temporale. Son caractère paraissait difficile à déterminer à plusieurs personnes, lorsque M. DUPUYTREN la comprimant légèrement la fit cheminer vers la partie antérieure du front et disparaître entièrement. Elle était le résultat du passage de l'air dans le tissu cellulaire ambiant ; air qui provenait du sinus frontal fracturé et ouvert sous la peau.

Observation IV

Emphysème ou pneumatocèle. Communication de Mr le Pr. JARJAVAY. — *Compendium de chirurgie pratique*, T. III, page 99. Maladies des sinus frontaux, art. 4.

Le 7 septembre 1850, entre à la clinique un homme de 25 ans, de constitution débile. Dès l'âge de 9 ans, il a eu des douleurs sourdes dans la région frontale qui l'empêchèrent de porter une coiffure, si légère qu'elle fût. A 18 ans, chute, perte de connaissance, crachement de sang, mais aucune trace de plaie extérieure. Depuis lors perte de l'odorat et quelquefois des migraines. En décembre 1849 les douleurs sont devenues plus vives au niveau de l'apophyse orbitaire externe. Cette partie est devenue plus volumineuse et sur elle s'est développée une tumeur molle qui a grossi pendant tout l'hiver. En juin 1850, l'œil droit est devenu plus proéminent et plus abaissé que le gauche ; légers troubles de la vision.

Entré à l'hôpital, il présente une tumeur oblongue étendue depuis la queue du sourcil droit jusqu'à l'angle supérieur de l'occiput. Elle est uniforme, sans chaleur, rénitente et résonne sous la percussion. A sa base le toucher permet de constater des pointes osseuses séparées par des intervalles anguleux. Une lame osseuse se trouve détachée des os du crâne dans la partie antérieure et inférieure. Vers la ligne médiane du front, le frontal ne présente aucune altération dans sa forme. La tumeur disparaît en grande partie par une forte compression ; celle-ci s'accompagne d'une sensation remarquable. Le malade sent quelque chose qui court dans l'apophyse orbitaire externe, puis profondément dans la face au niveau de l'os malaire du côté droit : puis une toux violente et de la suffocation, sans doute parce que les gazs étaient refoulés en grande quantité et avec force vers la cavité thoracique.

Pendant cet examen, bruit de sifflement à l'auscultation vers la racine du nez, et aussi mais à un moindre degré vers l'apophyse orbitaire externe. Si le malade se mouche, même sifflement, parfois même des craquements rares, comme des râles muqueux.

La narine droite étant fermée avec le doigt, l'air qui vient de la poitrine produit un sifflement en passant par la narine gauche. Vers la partie supérieure du bord externe de l'orifice postérieur de la fosse nasale gauche, on sent par le toucher une tuméfaction dure, comme osseuse, non limitée du côté de la voûte pharyngienne.

Le lendemain de son entrée, ponction avec un trocart explorateur : issue de gaz, la tumeur s'affaisse, les téguments s'adaptent sur les rugosités.

La tumeur se reforme 48 heures après, augmente par les efforts que fait le malade pour se moucher.

Le 20 septembre nouvelle ponction. Le 8 octobre la peau est recollée, le malade sort.

Rentre le 3 octobre ; la tumeur a reparu ; nouvelle ponction ; les saillies osseuses sont moindres et affaissées.

Le 10, à la suite de travaux pénibles, elle reparaît encore. Incision de 1 cent. vers la racine des cheveux ; on place entre les lèvres de la plaie une sorte de bouton de chemise. Le but était d'éviter le retour de la tumeur en créant une issue artificielle et en favorisant l'établissement d'une fistule. Il se forma un vaste abcès qu'on ouvrit à la partie déclive et le bouton fut supprimé.

La peau se recolla; le malade guérit en conservant une fistule par laquelle il ne s'échappe pas de gaz. Il s'est fait probablement une oblitération des voies normales par propagation de l'inflammation.

Observation V

Emphysème des sinus frontaux, par le docteur Ioonnet de Saint-Foi. *Compte-rendu des travaux de la Société Médicale de Toulouse*, 183, 1857. (Pneum. Pathologique).

Pauline F..., âgée de 12 ans, est forte et bien constituée. Elle n'a aucune trace de scrofule, et n'a eu dans son enfance que quelques gourmes à l'âge de 6 mois. Les parents sont sains. En mars 1856, elle eut une forte rhinite accompagnée d'une violente céphalalgie qui dura une douzaine de jours et pendant laquelle elle rendait quelques gouttes de sang. Elle mouchait abondamment, mais je n'ai pu savoir de quelle nature étaient les mucosités rendues. Tout à coup, en se mouchant, elle sent, et ses parents voient se former une bosse au milieu du front. Elle accuse en même temps une vive douleur. La plus légère pression la fait disparaître, mais elle reparaît en s'agrandissant toujours, jusqu'à ce qu'un jour l'enflure s'étendit non sans de grandes douleurs jusqu'à la paroi inférieure de l'orbite et jusqu'aux oreilles.

C'est dans cet état qu'elle me fut amenée dans le milieu d'avril. Sa peau est tendue, luisante, emphysémateuse. D'après les renseignements obtenus, je soupçonnai une perforation du coronal. Je prescrivis une compression graduée. Quelques jours après, le gonflement ayant diminué, je pus constater par pression sur la ligne médiane au milieu du front, une ouverture arrondie. Le doigt y refoulait le tégument qui avait sa couleur normale.

La première indication était de s'opposer au retour de l'emphysème en oblitérant autant que possible cette ouverture. Pour cela je comprimai la peau du front sur cette ouverture avec une pièce de cuivre enveloppée dans un morceau de linge. Je fis tousser, moucher la petite malade, la peau ne pouvait plus se gonfler. Ne voyant pas la moindre trace de cachexie, je ne prescrivis rien à l'intérieur. Au bout de 6 semaines l'ouverture s'était oblitérée, il n'existait plus qu'une légère dépression qui a disparu au moment ou je rédige cette observation.

Observation VI (Résumée).

Fracture du coronal par contre-coup. — Laugier *(thèse Dolbeau 1860)*. Emphysème du côté droit du front et de la tempe droite.

Un blessé de 36 ans entre à l'hôpital. Il vient de recevoir sur la tête, à l'union du frontal et des pariétaux, un moellon tombé de 15 pieds de haut. Il est affaissé sur lui-même et a retrouvé sa connaissance lorsqu'on l'apporte à l'hôpital. Au lieu frappé, plaie contuse, arrondie, qui saigne peu. Du sang sort par le nez, il n'en sort pas par les oreilles. Au-dessus de la racine du nez enfoncement qui fait soupçonner une fracture des sinus frontaux. Dans les environs, crépitation due à une petite quantité d'air. Aux deux angles internes des yeux, ecchymose qui paraît venir de l'orbite.

Sensibilité entière à droite et à gauche. Le chirurgien annonce une fracture de la base du crâne, intéressant le frontal, le long de la partie interne de la voûte orbitaire, l'ethmoïde et probablement les sinus frontaux. Il soupçonne une contusion cérébrale de la partie interne des lobes antérieurs du cerveau.

Le lendemain, à peine quelques traces de l'emphysème signalé la veille ; le malade se met sur son séant, l'ecchymose des paupières a un peu augmenté. Mort le lendemain.

Autopsie. — Le frontal est divisé par une fracture, suivant la direction de sa suture, la fracture pénètre dans les sinus frontaux où se trouve une petite esquille libre ; elle s'étend aussi sur le coronal le long des masses de l'ethmoïde. Entre le côté droit de l'apophyse cristagalli et la dure-mère, une petite quantité de pus. L'extrémité du lobe antérieur droit est ramollie.

En relisant l'observation de LAUGIER je vérifie une circonstance qui probablement ne m'aurait pas décidé à appliquer le trépan, mais qui cependant a bien quelque valeur dans la détermination de sa convenance. J'ai senti qu'un léger emphysème traumatique existait au dessus du sourcil droit, et s'étendait vers la tempe droite. C'est cet indice qui m'a fait déclarer d'une manière positive qu'il y avait fracture des sinus frontaux, les os propres du

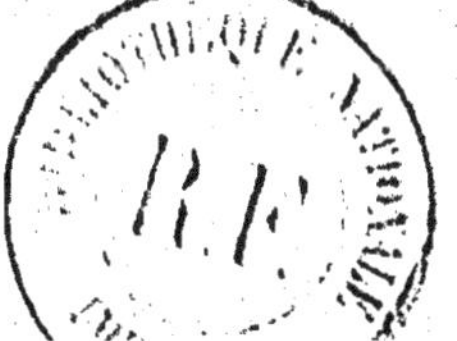

nez étant intacts. L'emphysème existait d'ailleurs au front et non pas à la paupière. Jusqu'à quel point cette circonstance n'aurait-elle pas dû me faire reconnaître que le côté droit de la base du front avait reçu un choc par contrecoup plus violent que le gauche et qu'un rapport semblable devait exister entre les deux côtés du cerveau. Il est de fait que c'est du côté droit que l'abcès s'est formé.

Si j'avais suivi cet indice pour ouvrir le sinus correspondant, perforer sa table interne, ouvrir la dure-mère et l'abcès du cerveau, j'aurais agi sûrement.

Mais si l'existence de l'emphysème du front, en me donnant la preuve d'une plus grande violence exercée sur le côté droit de la base du crâne, m'autorisait à appliquer le trépan, il faudrait donc admettre qu'il n'est d'autre indication rationnelle d'agir qu'une paralysie partielle du mouvement. Je ne fais aucun doute qu'il eût été téméraire d'appliquer deux couronnes de trépan. Pourtant une ou deux couronnes auraient été suffisantes pour permettre à la matière cérébrale de s'écouler.

Observation VII (Résumée).

Fracture du sinus frontal gauche. — Emphysème. Morel Lavallée. (*Gaz. médicale*, 1862)

Louis Thomas, 16 ans, entre à l'hôpital le 26 mars 1862. Il est tombé d'un 2e étage, perd connaissance, on le couche. En revenant à lui au bout de 2 heures il eut un vomissement de sang, et un crachement de sang qui ne reparurent plus.

Le lendemain de l'entrée du blessé je constate sur le front à gauche, une tumeur du volume et de la forme d'un gros œuf, coupé suivant son axe, tumeur molle fluctuante, sans caillots appréciables. Le doigt en la déprimant sentait une fracture d'avant en arrière d'environ 3 cent. de long, située sur la base frontale, commençant à l'œil et allant se terminer sous le cuir chevelu. On la suivait nettement à l'aide d'un très notable enfoncement du fragment interne. Deux jours après, je notais du gargouillement dans la tumeur. M'avait-il échappé d'abord, ou bien ne s'était-il introduit que plus tard sous le décollement, mon travail était en ce moment même sur le métier, et le soin que je devais mettre à la recherche de l'emphysème fera peut être pencher pour la dernière hypothèse.

Le liquide séro-sanguin se résorba peu à peu et à mesure que le gargouillement changeait de timbre; sur la fin c'était comme un bruit parcheminé. Ce symptôme existait encore le 8 avril, mais on ne le retrouva plus le lendemain.

Ainsi, fracture du sinus frontal avec écoulement sanguin et aérien, avec hémorrhagie et emphysème.

Observation VIII

Tumeur gazeuse du crâne. LÉTIÉVANT *(In thèse* GRABINSKI 1869. *Montpellier)*.

Pierre C..., tisseur, à Lyon, entre à l'hôpital le 8 mars 1869; 46 ans, bonne santé habituelle, portait depuis longtemps au front une légère saillie qui le faisait souffrir lorsqu'il portait une coiffure trop étroite.

Depuis plusieurs années est sujet aux rhumes de cerveau, a de la céphalée frontale. Il mouche alors un peu de sang mélangé à du pus.

Il y a 5 semaines, coryza plus intense, larmoiement de l'œil gauche, douleurs dans la région frontale gauche, où une tuméfaction apparaît. Petite d'abord, elle envahit la paupière supérieure, et la région temporale tout entière.

La proéminence de la tumeur est assez considérable et la peau qui la recouvre est colorée en rouge sombre. La paupière supérieure est énorme, et recouvre même l'inférieure. Aspect largement bosselé de la tumeur, consistance uniforme, élastique, fluctuation manifeste, son tympanique dans tous les points.

Une pression brusque avec deux doigts donne naissance à un bruit analogue au coassement de la grenouille.

Tumeur irréductible, rien à l'auscultation, état général satisfaisant. Le gaz devait provenir ou de l'appareil ethmoïdo-nasal ou du sinus frontal gauche. Une ostéite, une carie, une nécrose de la paroi externe du sinus frontal, paraissait la cause probable de la perforation, et de l'épanchement de l'air. Comme cause on pouvait supposer une inflammation propagée au tissu osseux par suite de coryzas répétés.

Le 10 mars. Ponction, il sort avec les gazs une cuillerée à café de pus bien lié. Le doigt reconnaît alors au niveau de la partie la plus externe du sinus frontal gauche une dépression limitée par un rebord, mince, irrégulier. Une boulette de charpie est placée sur cette perforation et une couche d'ouate sur toute la tumeur. Le tout est maintenu par une bande.

Le 12, la tumeur a presque complètement disparu, et les parties molles sont complètement recollées.

17 mars. Encore une légère tuméfaction de la paupière supérieure.

Le 18. Le doigt, placé sur la solution de continuité, est soulevé lorsque le malade fait un effort pour se moucher, mais la tumeur ne se reproduit pas, néanmoins une petite pelote est maintenue sur l'orifice par un ruban en caoutchouc.

Le 27 mars, le malade sort guéri, et muni de son appareil qu'il devra garder.

Le 10 avril, douleurs sourdes au niveau du frontal, et quelque temps après, rhume de cerveau intense; le malade mouche du sang, la tumeur reparaît. Près de la partie la plus externe de la tumeur, pointe osseuse, saillante et mobile. Un séquestre de 3 cent. environ est détaché, bruit de crépitation osseuse.

On recommande au malade de comprimer modérément avec un mouchoir plié en bandeau.

Observation IX

Fracture du frontal. Pneumatocèle traumatique *(in thèse* MIQUEL, *Paris, 1892.)*

Un homme de 47 ans, fontainier, est pris d'un étourdissement et tombe sur la tête au niveau de la région frontale droite. Il se relève et quelques instants après fait une nouvelle chute, et vient butter contre un mur, la tête en avant. Le traumatisme avait cette fois porté au niveau de la partie moyenne latérale gauche du front.

Le malade se relève seul, rentre chez lui ; quelques instants après la chute, hémorrhagie nasale mais qui dure peu de temps.

Lundi matin, 30 mai, le malade entre à l'hôpital. Ecchymose assez large ayant intéressé les deux paupières droites. Peu de tuméfaction.

A l'œil gauche ecchymose à la partie interne de la paupière supérieure ; l'œil est tuméfié et à peine entr'ouvert. Tuméfaction de la racine du nez, de la région frontale gauche, et de la partie interne de la région frontale droite. Le sourcil gauche est tombé et se dirige fortement en bas et en dehors.

Pas de plaie, mais légère écorchure à la partie latérale gauche de la racine dn nez.

Palpation. A la partie moyenne de la région frontale gauche, dépression située directement au-dessus de l'arcade sourcilière. Cette dépression est circulaire, et son contour semble décrire un cercle partant de la racine du nez pour aboutir à l'angle externe de l'orbite gauche. La distance maxima de ce contour au-dessus du rebord orbitaire est d'environ 5 à 6 cent. La partie du front située au-dessus de cette dépression paraît bombée.

Les bords de ce relief sont nettement arrondis, ce qui n'existe pas dans les fractures du frontal par enfoncement.

Crépitation sanguine au niveau de cette dépression. Si la palpation s'exerce à une partie plus interne, de la crépitation gazeuse se mêle à cette crépitation sanguine. Vers la racine du nez, l'emphysème est tellement net que par pression on peut faire entendre une sorte de gargouillement à une certaine distance. L'emphysème s'étend jusqu'à la partie moyenne droite du front. Il y a comme un décollement de tout le tissu conjonctif et du périoste jusqu'à cette limite.

Cette tumeur sonore à la racine du nez est réductible avec gargouillement.

Pas de douleur à la pression sur le pseudo enfoncement, ni sur le front. Pas de fracture des os du nez. Rien du côté du sac lacrymal, pas de fièvre ni d'hémorrhagie.

Traitement : Pansement humide à l'œil gauche, et

compression ouatée pour faire disparaître l'emphysème. Lavages antiseptiques des fosses nasales.

15 juin. Le malade sort guéri.

Observation X.

Pneumatocèle consécutive à une fracture du crâne — Le Dentu. *Bulletin de l'Académie de Médecine. 30 avril 1895.*

Un jeune homme tombe le 24 mars du haut d'une fortification et est amené à l'hôpital Necker. Enorme bosse sanguine du côté droit du crâne. Epistaxis répétés, coma profond ; on diagnostique, fracture compliquée de commotion et de contusion cérébrale. La connaissance revient le 3ᵉ jour, aucune paralysie. Pas de troubles de la sensibilité.

On fait de la compression de la bosse sanguine, et une petite plaie à la partie supérieure du crâne est pansée à la gaze iodoformée.

Désinfection des fosses nasales. La guérison paraissait assurée, lorsqu'une circonstance nouvelle se produisit. Un enfoncement limité avait été constaté après résorption de la bosse sanguine, à environ 4 centimètres au-dessus de l'arcade sourcilière droite au niveau de la bosse frontale. De là partait un trait de fracture qui descendait vers la partie interne de la paroi orbitaire interne supérieure. Dans le point opposé du rebord orbitaire inférieur, en dehors du sac lacrymal, la fracture reprenait et se dirigeait vers la partie profonde de l'os malaire. L'œil droit était sensiblement abaissé en même temps que tout l'orbite, et tout ce côté de la face proéminait notablement par rapport au côté opposé. Evidemment tout un segment du squelette de la face avait été détaché par une fracture qui avait sans doute atteint en arrière la base du crâne, et en dehors l'apophyse zygomatique. Il est important de signaler que sous la petite plaie siégeant à la partie supérieure du crâne, il n'existait pas la moindre solution de continuité des téguments.

20 jours après l'accident une tumeur apparut au niveau de l'enfoncement, au moment où le malade se mouchait. La tumeur, oblique de bas en haut, et de dedans en dehors, avait une longueur de cinq centimètres, une largeur de deux centimètres et demi, sonore, facilement réductible, le malade la reproduisait à volonté en se bouchant le nez et en soufflant fortement. Cette tumeur était animée de battements isochrones à ceux du pouls, donc sa face profonde était en rapport intime avec le cerveau. Elle débordait l'enfoncement de la bosse frontale dans tous les sens, mais le doigt placé sur l'orifice de l'enfoncement l'empêchait de se reproduire. Cette tumeur était de nature gazeuse, et très certainement l'air provenait de l'intérieur de la cavité crânienne.

La tumeur étant réduite, la percussion légère du crâne autour de l'enfoncement donnait lieu à de la sonorité à une distance de 3 ou 4 centimètres. Il fallait supposer que l'air passait par une fissure de la paroi postérieure du sinus frontal droit.

Le jour de l'apparition de la pneumatocèle, 38°; le lendemain défervescence. Dix jours après, 38°2, puis défervescence, puis alternatives de 39° et 38°5. L'air avait infecté le foyer de fracture. Une tuméfaction considérable des parties molles se développe en même temps.

Aucun symptôme d'origine cérébrale, mais la trépanation est jugée nécessaire et pratiquée le 20 avril, 2 jours après le début apparent de la complication inflammatoire.

On fait une grande incision courbe, à peu près parallèle au bord supéro-interne du muscle frontal droit. Sur cette incision en tombe une autre dirigée de haut en bas et de dedans en dehors. Profondément, dans les parties molles, on trouve du pus infiltré. Au niveau de la perte de substance du frontal, le chirurgien vit s'échapper des gazs provenant de l'intérieur de la boîte crânienne, en même temps un peu de pus s'échappa de la brèche. Autour de celle-ci la dure-mère était décollée inférieurement, adhérente en haut. Une sonde cannelée introduite dans la substance cérébrale y suivit un trajet très voisin des méninges.

Une première couronne de trépan avait rendu possible cette exploration. J'en appliquai 5 autres. J'incisai alors sur la sonde cannelée réintroduite dans le trajet postérieur et je reconnus que l'incision avait porté sur une couche de substance cérébrale d'un demi cent., ramollie et infiltrée de pus. Le lobe frontal est incisé sur une profondeur de 1 cent. L'orifice de sortie de l'air n'est pas recherché. Sans doute il avait filtré par une fissure de la table interne du sinus, et avait cheminé jusqu'à la perforation du frontal et jusqu'au foyer de contusion cérébrale, entre la dure-mère et le crâne, peut-être même directement par une fissure du sinus frontal et de la dure-mère correspondante.

Pansement un peu compressif à la gaze iodoformée, quelques points de suture à la plaie cutanée. Au bout de 2 jours la fièvre tombe, au bout de 4 jours tout phénomène inflammatoire avait disparu.

Aucune récidive de la pneumatocèle.

Trois mois après la guérison se maintient, aucun trouble cérébral.

Observation XI

Pneumatocèle frontale, pathologique, due à l'obligeance de M. le professeur agrégé Le Fort, 1902.

La malade qui fait l'objet de cette observation, Célina D..., âgée de 48 ans, nie avoir jamais eu de maladie d'enfance. Cependant, elle paraît vieille, et ne paraît jouir que d'une santé assez précaire.

En 1898, elle subit une opération pour tumeur blanche du coude, et quelques jours après, apparaît au-dessus et en dehors de l'arcade sourcilière droite une petite tumeur molle de la grosseur d'une noisette ; elle persiste tout le temps que la femme D... reste couchée et ne disparaît qu'après sa sortie de l'hôpital.

Le 1er mars 1901, la malade entre de nouveau à l'hôpital pour tumeur blanche au genou. L'amputation est jugée nécessaire et pratiquée le 2 avril.

Quelques jours après, une petite tumeur apparaît sur le front entre les deux sourcils. La malade attribue ce fait à la chloroformisation. En 1898, le même phénomène s'était déjà produit, à la suite d'une intervention sous chloroforme.

Cette tumeur grandit, semble s'étendre à gauche au-dessus de l'arcade sourcilière, et finalement une tumeur semblable apparaît à l'angle externe de l'orbite : les deux tumeurs semblent communiquer entre elles, et en déprimant un peu l'espace qui les sépare, on croirait sentir un petit orifice, mettant le sinus en communication avec l'extérieur.

De la grosseur d'une noix, ces tumeurs sont molles et

élastiques ; nullement douloureuses, elles ne nuisent en rien à l'état général de la malade.

Le 2 mai, sur les conseils de M. Le Fort, la malade se décide à se laisser faire le nécessaire pour hâter la disparition de ces tumeurs.

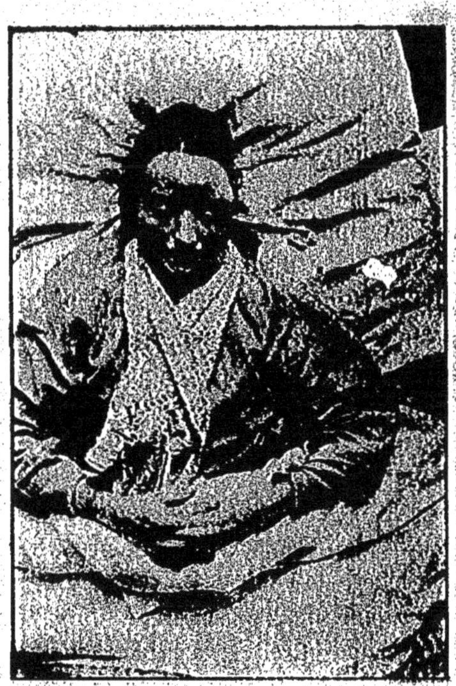

Photographie prise avant l'intervention.
On voit très bien les deux tumeurs frontales médiane et latérale.

M. Le Fort pratique une ponction exploratrice au niveau de la tumeur externe, il n'en sort tout d'abord que quelques bulles d'air, puis quelques gouttes d'un pus rougeâtre. Le diagnostic porté est tuberculose frontale. L'opérateur incise les deux tumeurs, et pratique le grattage de l'os, il retire des fongosités en assez grand nombre, puis en explorant la plaie il lui semble percevoir un petit orifice qui ferait communiquer le sinus frontal avec les deux tumeurs. L'os est dénudé, et ressemble par endroits à de la pierre ponce.

Quelques points de suture après lavages des cavités au chlorure de zinc. Les deux plaies sont drainées et pansées à la gaze iodoformée.

Du 3 au 7 mai pas de fièvre, le pouls bat 104 le premier jour, puis 100. Le 7 mai on refait le pansement, un peu de pus rougeâtre mélangé de bulles d'air.

8 mai, 92 au pouls, pas de fièvre

12 mai. La paupière supérieure gauche s'est œdématiée pendant la nuit et est devenue douloureuse ; on enlève le pansement. De la tumeur externe s'écoule un pus rougeâtre en assez grande abondance. Le pus avait aussi filé dans la paupière et, en pressant celle-ci, il s'en écoule quelques gouttes. La plaie médiane ne suppurant plus on enlève le drain et les sutures.

16 mai. Le pus semble diminuer, plus que quelques bulles d'air.

20 mai. Nouvel œdème de la paupière. On exerce une compression légère de l'œil.

24 mai. La plaie médiane s'est décollée et suppure à nouveau. L'arcade sourcilière semble s'effriter, suppuration plus abondante. Encore quelques bulles d'air.

30 mai. La plaie médiane bourgeonne vers la racine du nez. Quelques jours après, l'os frontal se carie au-dessus de cette plaie.

11 juin. La plaie externe se décolle de nouveau.

16 juillet. L'état de la malade reste stationnaire jusqu'à cette date. Il s'est toutefois produit de nouveaux trajets fistuleux autour des deux plaies avec une suppuration un

peu plus intense. La table externe semble s'éliminer insensiblement. En ce moment on voit à la plaie médiane deux îlots osseux.

24 juillet. On trouve dans le pansement de nombreux débris osseux. On peut même en faire sauter quelques parcelles avec un stylet. On remarque que les deux plaies communiquent par un trajet fistuleux.

16 août. Toujours le même état avec élimination lente de la table externe du frontal. La plaie médiane se cicatrise vers la racine du nez.

1er sept. L'élimination osseuse paraît s'être arrêtée. Il reste encore un îlot osseux d'environ 3 centimètres carrés.

15 sept. Même état.

Vers le 1er novembre, la plaie principale mesure environ 13 cent. de large, 5 de haut, occupant tout le milieu du front. Les bords sont décollés et très irréguliers. La plaie est rose, une faible épaisseur de téguments recouvre le frontal qui, vers le milieu de la plaie, est à nu. Sur le côté gauche de la tête la face temporale est creusée d'une cavité triangulaire. Sur le côté interne du triangle, la paroi osseuse est à nu, jaunâtre et d'un aspect particulier. Sa consistance est moins dure, l'os se laisse entamer par les instruments mousses.

Le pansement fait tous les deux ou trois jours consiste en lavages au sublimé, et applications de gaze iodoformée. Le décollement de cette dernière est laborieux et les petites hémorragies difficiles à éviter.

A partir du 15 novembre, les contours s'aplatissent, s'écoulent et commencent à proliférer. Le nouveau tissu est cicatrisé, il est très mince et très fragile.

A l'heure actuelle, la peau a regagné à peu près 1 cent., sur tout le bord supérieur, et en certains points même elle a rejoint les îlots osseux. Le 14 janvier 1903, la malade quitte l'hôpital pour défaut de place. Elle entre alors à l'hôpital d'Aire, dans le service de M. le docteur Catrice, qui, l'ayant soignée auparavant, put nous donner sur la malade les renseignements complémentaires suivants. En 1895, elle consulte un médecin pour des ulcérations de la région cervicale, qui persistent longtemps. On ne sait quel traitement fut conseillé.

En janvier 1900, la malade eut une ostéite de l'humérus droit ; deux grattages furent faits, la cicatrisation fut complète en juillet. Le diagnostic porté avait été ostéite bacillaire de l'humérus. En mars 1901, la malade entre à l'hôpital Saint-Sauveur.

Rentre à Aire en février 1903. Des pansements sont faits pour la plaie opératoire de la région frontale. La table externe de l'os se nécrose et, en avril, une plaque osseuse de 6 cent. sur 8 se détache, laissant à découvert une plaie plate bourgeonnant mal.

Sur ces entrefaites une induration se produit au tiers externe et supérieur de la jambe, un peu au-dessous de la tête du péroné. C'est une sorte de gomme qui se ramollit et se sphacèle rapidement ; d'autres plaques de gangrène se produisent en arrière et en dehors sur toute la hauteur de la jambe, la malléole interne s'ulcère, l'os est découvert et suppure.

Des pansements divers, thermocautère et chlorure de zinc, sont inefficaces. En désespoir de cause on administre du sirop de Gibert ; au bout d'un mois l'effet est manifeste et le traitement mercuriel répare à merveille les nombreuses ulcérations de la jambe. On applique en même temps des pansements à l'emplâtre de Vigo. Le 25 juin 1903, la guérison est très prochaine, la plaie du front est rétrécie aux trois quarts, l'état général est très amélioré.

DÉFINITION

Les premiers observateurs qui ont donné à cette affection le nom de pneumatocèle, avaient voulu désigner par là comme l'indique l'étymologie (πνεῦμα air, et κήλη tumeur), des tumeurs gazeuses situées dans la région crânienne, et rien de plus.

Mais, des travaux ultérieurs sont venus, qui nous ont renseignés sur le siège de la tumeur, située non pas dans la peau ou l'aponévrose épicrânienne, comme le croyaient les anciens, mais entre le périoste et les os du crâne.

D'autres travaux, plus récents encore, ont montré que ces tumeurs n'ont pas toujours la même étiologie.

De plus, la différenciation s'est faite entre la pneumatocèle et l'emphysème du crâne, rare il est vrai, mais qui peut se produire dans certains cas d'emphysème généralisé, ou même dans des conditions analogues à la pneumatocèle. De sorte qu'à l'heure actuelle une définition de cette affection doit, pour être complète, énumérer ceux de ses caractères les plus saillants, qui lui permettent de se différencier des affections similaires.

Voici celle que nous proposons à la suite des travaux de Thomas, Boullet, Grahinsky, Miquel : La pneumatocèle du crâne est une tumeur aérienne bien limitée, sonore à la percussion, ne dépassant jamais le crâne, située entre le périoste et l'os sous-jacent, lequel s'accompagne souvent d'altérations particulières. Susceptible de diminution ou d'extension, sous l'influence de la pression ou des efforts, cette tumeur se produit au voisinage des cavités aériennes du crâne, cellules mastoïdiennes ou sinus frontaux, et communique avec elles par une ouverture accidentelle.

Nous n'étudierons dans ce travail que la pneumatocèle frontale.

Se produit-elle sans cause appréciable, nous avons la pneumatocèle spontanée ; survient-elle à la suite d'un traumatisme localisé ou à distance, à la suite d'une chute sur la tête ou sur les pieds, c'est la pneumatocèle traumatique. Est-elle précédée par une inflammation, une ostéite, une carie, une nécrose du sinus frontal, c'est la pneumatocèle pathologique.

Cette définition nous indique les grandes divisions de notre travail. Nous étudierons complètement les pneumatocèles frontales, quelle que soit leur étiologie, qu'elles soient traumatiques, spontanées ou pathologiques.

HISTORIQUE

La première observation connue de pneumatocèle du crâne remonte à 1703. C'est une observation de de Duvernez, publiée dans les *Mémoires de l'Académie royale des Sciences*, intitulée « Histoire des symptômes survenus à une dame à l'occasion d'un remède appliqué pour des dartres. » Le mot de pneumatocèle n'est pas prononcé car il n'apparaît dans la science que beaucoup plus tard. Il s'agissait chez la malade de Duvernez d'une pneumatocèle pathologique frontale ; l'auteur ne fait suivre son observation d'aucune considération.

En 1741, nous trouvons une observation de Lecat, de Lyon, suivie d'autopsie, sous ce titre : « Tumeur venteuse de la tête avec fonte et exostose des os du crâne.

En 1777 un Suédois, Olaf Acrel, publie la première observation de pneumatocèle traumatique.

Trois années plus tard, en 1780, une observation de Llyod est lue à la « *Société des sciences de Londres* », intitulée : Sur un cas de tumeur flatulente de la tête.

Jusqu'en 1835, plus rien. Dupuytren rapporte alors un cas d' « Emphysème du crâne » dans ses

« *leçons orales de clinique chirurgicale.* » Il s'agissait d'un cas de pneumatocèle frontale traumatique, mais il ne fait aucune étude de l'affection. Cette même année on note une observation plus importante de Pinet qui donne à cette affection le nom de pneumatocéphale externe.

En 1850, nous trouvons dans le « *Compendium de chirurgie* » pratique un article de Jarjavay intitulé : Emphysème ou pneumatocèle, c'est la première fois que ce mot est prononcé. Il fait suivre son observation de quelques considérations sur l'origine de sa tumeur frontale.

Ces observations étaient encore très peu connues en 1854, car à cette époque Balassa, de Pesth, décrivait une tumeur emphysémateuse du crâne qu'il croyait être le premier a avoir observée, et qu'il considérait comme une énigme pathologique.

En 1852, Chevance de Vassy publie dans l'*Union Médicale* une observation très complète de pneumatocèle mastoïdienne traumatique qui est du reste la seule à l'heure actuelle.

Le véritable premier travail d'ensemble sur la question date de 1859. Le professeur Costes, de Bordeaux, publie à cette époque, dans le *Moniteur des hôpitaux*, un article ou plutôt un véritable mémoire sur les tumeurs emphysémateuses du crâne. L'auteur recueille quelques-unes des observations précédentes, les commente et en tire des conclusions étiologiques et thérapeutiques.

En 1861, nouvelle observation de Voisin dont la thèse n'est qu'une reproduction du mémoire de Costes.

En 1865, la thèse inaugurale de THOMAS contient une bonne étude de la pneumatocèle spontanée. Les pneumatocèles traumatiques et pathologiques sont considérées par lui comme négligeables, et pourtant sa thèse en contient trois observations.

Deux ans plus tard, en 1867, on trouve dans le *Bulletin de la Société de chirurgie*, une observation de FLEURY suivie d'autopsie. C'est la seule autopsie avec celle de Lecat qui aient été faites pour des pneumatocèles non traumatiques.

La thèse de GRABINSKI, en 1869, constitue encore une monographie intéressante avec une nouvelle observation due à LETIÉVANT. Cette thèse contient le résultat d'expériences cadavériques. L'auteur a voulu, par des injections d'air sous la peau et le périoste du crâne, trouver le siège exact de la tumeur. Il conclut qu'il peut être variable, opinion controuvée à l'heure actuelle comme nous le verrons plus tard.

C'est vers cette époque que l'étude de cette affection commence à être faite dans les traités de pathologie externe. DUPLAY dans le traité de FOLLIN et DUPLAY, GAYRAUD, dans le *Dictionnaire encyclopédique*, traitent successivement la question.

BRUNSWICK, en 1883, dans sa thèse, n'étudie que la pneumatocèle spontanée ; l'origine traumatique ou pathologique est, dit-il, peu importante.

Un article de SONNENBURG, paru en 1889, dans la *Deutsche medicinische Wochenschrift*, contient l'observation d'une fillette de 12 ans, opérée avec succès par l'auteur. Ce dernier fait suivre l'observation d'une revue rapide de la question et donne une étiologie spéciale aux enfants de la pneumatocèle du crâne.

Miquel, en 1892, sous l'inspiration de Gérard-Marchant, fait un bon travail sur la pneumatocèle traumatique, en réunit 6 observations, conclut à la bénignité de l'affection, et à sa guérison par des moyens non opératoires.

En 1895, nous trouvons dans le *Bulletin de la Société de Médecine*, sous le nom de Le Dentu, une observation de pneumatocèle frontale traumatique à pathogénie spéciale.

Puis viennent les articles de Gérard-Marchant et Chipault dans les Traités de chirurgie en 1897. Le premier traite surtout de la pneumatocèle spontanée, le second n'a en vue que la pneumatocèle traumatique, se réservant de traiter la pneumatocèle spontanée dans un article spécial qui n'a pas été fait.

En 1898 et 1902 paraissent deux observations, l'une allemande (Meyjes), l'autre danoise (Strom), qu'il nous a été impossible de nous procurer. Nous le regrettons vivement, car les observations datant de la période antiseptique sont très peu nombreuses, et peut-être y aurions-nous trouvé de précieuses indications thérapeutiques.

En 1899, Berger, à propos d'une observation de Malapert, se livre à des considérations étiologiques intéressantes dans le *Bulletin de la Société de Chirurgie*.

Enfin, en 1902, M. Le Fort observe le cas dont nous rapportons l'observation inédite. C'est un cas de pneumatocèle pathologique frontale.

ANATOMIE DES SINUS FRONTAUX

Les sinus frontaux, dit TILLAUX (*Anatomie topographique*), sont deux cavités situées à la partie antérieure et inférieure de l'os frontal, au-dessus et en dehors des cavités nasales, au-dessus et en dedans des orbites. Ils peuvent être considérés comme une cellule du diploé démesurément agrandie et sont en réalité constitués par un dédoublement du frontal. Ils sont limités en avant par la table externe, en arrière par la table interne de l'os. Tillaux, en 1858, fit des recherches pour connaître l'époque de leur apparition ; il arriva aux conclusions suivantes :

Leur apparition est variable, on ne les trouve pas sur des sujets âgés de moins de 10 ans ; vers 18 à 20 ans ils sont déjà très développés. Ils apparaissent par conséquent à la puberté, lorsque la face prend un développement considérable et rapide. Les deux sinus sont séparés par une cloison osseuse très épaisse au début, qui s'amincit à mesure que grandissent les sinus, et parfois même disparaît en partie par suite d'un travail de résorption analogue à ce qui se passe dans le crâne au niveau des bosses pariétales. Par suite de la déviation de la cloison l'un des sinus est beaucoup plus développé que l'autre.

A la période de développement complet, le sinus frontal forme une cavité anfractueuse, aplatie d'avant en arrière, avec un prolongement vers la face temporale et l'apophyse orbitaire externe. « La moitié antérieure de la voûte orbitaire peut même être dédoublée et comme la paroi est mince en ce point « il suffirait d'un simple coup d'ongle pour ouvrir le sinus. » (Poirier).

A la partie antéro-supérieure du méat moyen des fosses nasales, se trouve un canal, l'infundibulum, par lequel le sinus frontal communique avec les fosses nasales. C'est un canal creusé dans les cellules antérieures de l'ethmoïde, et dans lequel vient s'ouvrir chacun des deux sinus.

Les sinus frontaux sont plus grands chez l'homme que chez la femme et d'autant plus développés que le sujet est plus âgé. Ils continuent en effet à s'accroître après la puberté, ce qui peut expliquer leur perforation spontanée.

ÉTIOLOGIE ET PATHOGÉNIE

Les notions d'anatomie normale qui précèdent, nous montrent la possibilité du passage de l'air, des cavités naturelles de la face, sous le périoste des os du crâne, et par conséquent la possibilité de production de la pneumatocèle mais le mécanisme même du passage de l'air, les circonstances de formation de la solution de continuité, sont restés longtemps obscurs.

Pendant de longues années, on n'a reconnu à cette affection qu'une origine spontanée, et THOMAS dans sa thèse en 1865 nie l'importance de la pneumatocèle traumatique et de la pneumatocèle pathologique.

A propos du cas de CHEVANCE, le seul existant alors, d'origine traumatique, l'auteur écrit ce qui suit : « Cette affection ne saurait trouver dans les fractures non seulement du rocher, mais même des cellules mastoïdiennes ou frontales, les conditions nécessaires à son développement ; car, le périoste étant généralement déchiré au niveau de la fracture il se produirait alors bien plutôt de l'emphysème du tissu cellulaire, et non une collection gazeuse entre le péricrâne et les os du crâne. Le travail de consolidation fermerait du reste bien vite une issue aux gazs ». Le traumatisme agit pour lui comme cause prédisposante à l'atrophie des cellules et rien de plus.

La pneumatocèle pathologique elle-même ne trouve pas grâce devant l'auteur, et pourtant il en rapporte deux observations (Duvernez et Igonnet). Il place ces observations à part, à cause du liquide contenu dans la tumeur gazeuse, dans le premier cas, de l'absence d'altération des os sous-jacents dans le second, et enfin de leur guérison rapide sous l'influence des moyens les plus simples.

« Cette variété de pneumatocèle succédant à une altération d'origine inflammatoire, ne mérite pas les honneurs d'une description isolée et doit être simplement signalée comme une complication possible de l'ostéite et de la carie des sinus frontaux et des cellules mastoïdiennes. De plus cette complication doit être rare à cause des lésions du péricrâne sus-jacent à la lésion osseuse, alors que son intégrité est indispensable à la formation de la tumeur. »

Il faut en appeler d'un pareil jugement, surtout à l'heure actuelle, où les observations sont plus nombreuses, les conditions étiologiques de la tumeur mieux étudiées.

Pour ce qui est de la pneumatocèle traumatique, les observations d'Acrel, de Dupuytren, ne laissent aucun doute à cet égard.

Plus tard, Demarquay, Grabinsky, Wernher lui reconnaissent cette étiologie, Boullet la décrit avec force détails en 1878, dans sa thèse sur les *fractures de la portion mastoïdienne du temporal.* Enfin, la thèse de Miquel et un rapport de Le Dentu en 1895, nous montrent que le traumatisme joue un rôle important, et que nous devons étudier soigneusement cette origine des tumeurs aériennes du crâne.

La pneumatocèle pathologique a aussi, dans ces dernières années, acquis droit de cité à côté des deux variétés précédentes.

Les deux observations citées par Thomas, celle de Letiévant, notre observation, sont des plus probantes. Les lésions osseuses trouvées dans ces différents cas, les nécroses, les séquestres, témoignent d'altérations profondes de l'os, antérieures à la tumeur et ayant déterminé la production de cette dernière, comme nous le démontrerons dans un instant.

Et même, si nous relisons avec soin les anciennes observations étiquetées pneumatocèles spontanées, nous remarquons que plusieurs malades devaient certainement présenter des lésions osseuses. Certains d'entre eux avaient du pus sous leur périoste. Contrairement à l'opinion des anciens, il est probable qu'à l'heure actuelle le groupe des pneumatocèles secondaires ou pathologiques va tendre à augmenter aux dépens des pneumatocèles spontanées ou idiopathiques. Le nombre de celles-ci diminuera de jour en jour aux dépens des autres variétés.

En conséquence, nous allons étudier, au point de vue pathogénique, la pneumatocèle spontanée, la pneumatocèle traumatique et la pneumatocèle secondaire ou pathologique.

1° Pneumatocèle spontanée.

Nous rapportons dans nos observations deux cas de pneumatocèles spontanées ou réputées telles, et nous allons prouver que la pneumatocèle peut se produire de cette façon.

Toute la question se résume en ceci : pour qu'il y ait pneumatocèle, il faut que se produise une lésion de la table interne de l'os, avec ulcération et perforation de la muqueuse et intégrité du périoste. Or, cette lésion peut être tout à fait silencieuse.

Hyrtl, en 1858, dans les « *Comptes-rendus de la Société des Sciences de Vienne* », a insisté sur la déhiscence spontanée du tegmen tympani, ou des cellules mastoïdiennes. Ses recherches ont montré que chez certains sujets on a accroissement des cavités par raréfaction et atrophie des parois, pouvant aller jusqu'à disparition complète.

Du reste, nous venons de voir précédemment que ces cellules grandissent progressivement, et cela dans les différents sinus de la face. Les recherches de Tillaux sont convaincantes à cet égard.

Le développement progressif de ces cellules nous explique d'abord l'absence d'observation de pneumatocèle spontanée dans les premières années de la vie où les cellules n'existent pas, et ensuite la production de ces tumeurs vers l'âge moyen ou la vieillesse, lorsque les agrandissements progressifs des cellules viennent intéresser la table interne.

De grandes différences individuelles ont été également signalées dans les parois séparant les différentes cellules. TOYNBEE, dans les *Archives générales de Médecine*, a montré que les parois peuvent faire défaut et présenter un amincissement considérable. HUSCHKE, dans son *Encyclopédie anatomique*, a vu plusieurs fois « l'épaisseur de la lame externe ne pas dépasser 1/10 de ligne à la base de la mastoïde ». Par conséquent chez certains sujets on rencontre une atrophie des parois qui peut être assez prononcée pour produire la perforation. Le même phénomène se passe au niveau du frontal. Parfois même, comme le dit POIRIER, il suffirait au front d'un léger coup d'ongle pour ouvrir le sinus.

Du reste, cette perforation spontanée des cellules frontales n'est pas un exemple isolé dans la pathologie des os du crâne. TILLAUX, dans son anatomie topographique a justement insisté sur les modifications du crâne à l'état sénile. Lorsque le cerveau commence à diminuer de volume, on constate dans les os du crâne un mouvement de désassimilation ; cette atrophie est caractérisée par l'amincissement des parois, les cellules du diploé s'agrandissent, les canaux veineux se multiplient. L'atrophie a généralement pour siège les bosses pariétales.

Il est rationnel d'admettre une relation entre cette atrophie et la production de la pneumatocèle. Elle peut commencer plus tôt que d'habitude chez des sujets prédisposés, et avoir un siège différent de ceux précédemment décrits.

Les causes de cette désassimilation des os du crâne sont multiples. La circulation est moins active que dans le reste du squelette, la nutrition y est plus languissante. Le périoste est moins adhérent au crâne que partout ailleurs, de sa face profonde se détachent un moins grand nombre de vaisseaux, la membrane liée à l'os sous-jacent.

Ces considérations nous montrent que l'existence de la pneumatocèle spontanée peut s'expliquer par des données pour ainsi dire anatomiques. Nous avons production de cellules aériennes qui peuvent grandir jusqu'à perforation et en second lieu, production d'une atrophie spéciale aux os du crâne qui peut est moins aussi expliquer cette déhiscence.

Cette perforation osseuse étant établie, si la muqueuse est encore saine à son niveau, il suffira d'un traumatisme très léger, d'un éternuement, d'un effort minime, pour en déterminer la déchirure et la production de la tumeur. La pneumatocèle sera néanmoins bien spontanée. Ou bien, cette solution de continuité de la muqueuse est-elle due, dans certains cas, à une fragilité spéciale de cette dernière, ou à des troubles trophiques analogues à ceux dont les os sont le siège, on peut le supposer, mais, les auteurs sont muets sur ce point.

La déhiscence spontanée des os du crâne peut donc expliquer les cas de pneumatocèle dans lesquels aucune autre étiologie n'est acceptable.

2° Pneumatocèle traumatique

Son mécanisme de production est mieux connu. Les considérations anatomiques nous y aideront encore beaucoup. La table externe des sinus frontaux étant d'une minceur extrême se fracture facilement, et si le péricrâne reste intact, l'air viendra le soulever et donner naissance à la tumeur.

Si nous passons en revue les différentes observations de pneumatocèle frontale traumatique, nous voyons que dans les cas d'ACHEL (Obs. II) le malade avait soulevé une masse très lourde. Ceux de DUPUYTREN, de LAUGIER, de MOREL LAVALLÉE, de MIQUEL, avaient essuyé des traumatismes de la région frontale. Dans tous ces cas, sauf dans le premier, il s'agissait d'un traumatisme direct presque toujours violent ayant porté sur les sinus frontaux ou dans leur voisinage, et les ayant fracturés, soit directement soit par propagation d'un trait de fracture. Dans toutes les observations, c'est la paroi antérieure du sinus qui est lésée.

Le cas de LE DENTU (Obs. X) est plus intéressant et relève d'une étiologie différente. Il s'agit d'un homme qui, à la suite d'une chute, présentait un enfoncement à 4 centimètres au dessus de l'arcade sourcillère droite avec trait de fracture descendant vers la partie interne de la paroi orbitaire supérieure. La pneumatocèle apparut au niveau de l'enfoncement environ 20 jours après l'accident.

Ayant constaté que cette tumeur sonore était animée de battements, le chirurgien diagnostique que sa face profonde était en rapport avec le cerveau. De plus, après réduction complète, la percussion légère du crâne autour de l'enfoncement donnait de la sonorité jusqu'à une distance de 3 à 4 cent. Il fallait supposer que l'air passait par une fissure de la paroi postérieure du sinus frontal droit, et avait décollé la dure-mère sur un certain trajet pour arriver au foyer de fracture. C'est le seul cas connu où la production d'une pneumatocèle traumatique reconnait cette pathogénie.

La pneumatocèle traumatique a été observée 7 fois à la région frontale, une fois seulement à la région mastoïdienne. Cela tient sans doute à la situation des sinus plus exposés au traumatisme que la mastoïde, à la fragilité plus grande de la table externe du sinus frontal.

La pneumatocèle traumatique n'a jamais été observée chez la femme, cela tient à ce fait que l'homme est plus exposé au traumatisme et a des cavités aériennes de plus grandes dimensions.

3° Pneumatocèle secondaire ou pathologique

Cette variété occupe aujourd'hui une grande place dans l'histoire de la maladie. Plusieurs observations considérées autrefois comme spontanées, peuvent être rangées aujourd'hui parmi les pneumatocèles pathologiques. Il est probable que leur nombre ne fera qu'augmenter, car nos moyens d'investigation actuels, nos interventions thérapeutiques, nous permettent de déceler des lésions osseuses minimes, qui, autrefois, passaient inaperçues.

La pneumatocèle frontale pathologique n'a pas été souvent décrite, la science en possède à l'heure actuelle trois observations et nous en apportons une nouvelle.

Dans la première, Duvernez (Obs. I) il s'agit peut-être d'accidents spécifiques, l'écrasement du nez, l'exfoliation de la mâchoire inférieure, l'ostéite du frontal sont probablement dus à la syphilis. La malade d'Iconnet (Obs. V) avait une forte rhénite, celle de Lethévant (Obs. VIII) eut une nécrose du sinus frontal probablement tuberculeuse. Notre malade eut presque certainement des accidents syphilitiques puisqu'ils furent guéris par le traitement mercuriel. Peut-être le malade de Jarjavay qui, 6 ans avant l'apparition de la tumeur, avait de l'anosmie et de la douleur dans la région frontale, peut-il être rangé dans cette catégorie.

Parmi les affections du crâne susceptibles de donner naissance à la pneumatocèle, la tuberculose et la syphilis occupent le premier rang. On peut encore citer l'ostéomyélite, l'actinomycose, l'ostéite phosphorique. Les rhinites, les coryzas peuvent aussi la provoquer, en vertu de quel mécanisme, c'est ce que nous allons étudier.

La syphilis des os du crâne est très intéressante à ce point de vue, et cela dans ses trois formes, acquise, héréditaire précoce, héréditaire tardive. La périostite de la période secondaire ne nous intéresse pas, elle ne provoque pas de perforations du sinus frontal.

L'ostéite tertiaire circonscrite ou diffuse, sera directement en cause.

« La forme circonscrite, écrit Cornil, présente l'aspect suivant. Le péricrâne porte à sa surface externe de petites tumeurs lobulées ou arrondies, ou des plaques saillantes ; les bourgeons du périoste épicrânien sont logés dans une dépression irrégulière formée aux dépens de la table externe de l'os ou du diploé. A l'examen histologique, on voit des cellules rondes en quantité considérable, et surtout des lamelles osseuses plus ou moins détruites en voie de résorption ».

Parfois on a perforation complète par des gommes parties à la fois du périoste et de la dure-mère.

Nous devons retenir ce fait que l'on a résorption atrophique des lamelles osseuses, il nous suffit à expliquer la tumeur aérienne.

Dans l'ostéite diffuse, le tissu osseux sain, se résorbe progressivement pour faire place au tissu pathologique ; on a agrandissement des ostéoplastes et des canalicules osseux. Dans ce cas encore la perforation est possible.

Des troubles trophiques ou nécrotiques s'ajoutent souvent à ces lésions parfois chez le vieillard, comme l'ont dit Terrier et Luc, on a atrophie générale de l'os. D'autres fois on a production de séquestres vermoulus, la solu[illegible] de continuité du sinus est encore dans ces cas fa[illegible]e à comprendre.

Les lésions de la syphilis héréditaire nous expliquent l'existence de la perforation par un mécanisme analogue.

L'ostéomyélite et les diverses ostéites beaucoup plus rares ne produisent qu'accidentellement la pneumatocèle.

La tuberculose osseuse, dans ses deux formes séquestrale perforante ou infiltrée progressive joue également un grand rôle dans l'étiologie.

Dans la première forme on a isolement d'un séquestre. La forme infiltrée tout en étant moins localisée et moins destructive, peut également arriver à la perforation.

Le point de départ de l'inflammation peut également venir de la muqueuse. A la suite d'une rhinite, d'un coryza, d'une sinusite frontale, par propagation il peut se produire un petit point d'ostéite de l'os sous-jacent. Une perforation muqueuse et osseuse se produit, et la tumeur se constitue. C'est l'étiologie que l'on peut invoquer dans les observations de DUVERNEZ et JARJAVAY.

ANATOMIE PATHOLOGIQUE

L'anatomie pathologique de la pneumatocèle du crâne, sujet de controverse pour les auteurs, est aujourd'hui bien connue Les discussions au sujet du siège des altérations de l'os sous-jacent n'ont plus leur raison d'être, et tous sont d'accord sur ces différents points. Nous décrirons successivement le siège de la tumeur, les lésions des os, le contenu de la tumeur et nous verrons parmi les cas particuliers ceux qui peuvent avoir une anatomie pathologique spéciale.

Siège. — La tumeur gazeuse peut se développer en 3 endroits différents ; dans le tissu cellulaire sous-cutané, c'est-à-dire entre la peau et l'aponévrose épicrânienne, ou bien entre cette dernière et le périoste et enfin entre le périoste et l'os.

Les premières observations portent le titre d'emphysème du crâne. Les premiers auteurs croyant que le siège était sous-cutané ; or, cette hypothèse est inadmissible. Thomas dans sa thèse en a donné les raisons. La texture du tissu cellulaire est trop serrée au crâne pour permettre la formation d'une collection aérienne aussi volumineuse que nous la retrouvons dans la plupart des observations. En second lieu, la tuméfaction occupe parfois tout le crâne, mais n'en dépasse pas les limites. Or, si le gaz était épanché dans le tissu cellulaire, la propagation au cou et à la face se ferait très facilement. Nous n'aurions jamais de tumeur sur le sommet de la tête, l'air filerait plutôt dans le tissu cellulaire du cou, de la face ou des paupières, là où il pourrait s'épancher avec le moins de résistance de la part des tissus. Or, toutes les tumeurs occupent le sommet ou les parties latérales du crâne (Thomas).

Dans une observation d'Astruc, à la suite d'ulcération du conduit auditif, un malade eut un épanchement d'air sous-cutané, mais l'air envahit d'emblée la face et le cou. Le siège de l'affection qui nous occupe n'est donc pas le tissu cellulaire sous-cutané.

L'épanchement siège-t-il entre l'aponévrose épicrânienne et le péricrâne, pas davantage, et nous allons le démontrer.

Costes s'est fait le défenseur de cette opinion, et en 1860 Grabinski, dans sa thèse inaugurale, a conclu, à la suite d'expériences cadavériques, que l'air pouvait être situé tantôt entre le péricrâne et les os, tantôt entre le péricrâne et l'aponévrose épicrânienne.

Thomas avait bien réfuté cette opinion de Costes en 1865. La non extension de la tumeur au cou et à la face ne peut plus nous servir ici, puisque les insertions mêmes de l'aponévrose épicrânienne à la base du crâne empêchent cette propagation, mais d'autres raisons sont suffisantes. La couche cellulaire sous-épicrânienne jouit d'une laxité remarquable. Le gaz qui y serait épanché ne rencontrant aucune résistance pourrait l'envahir d'emblée dans toute son étendue » (THOMAS).

Or nous savons que jamais le fait ne s'est produit. Presque toutes les observations rapportent des exemples de tumeurs de volume variable, mais à accroissement très lent, la tumeur dure souvent depuis plusieurs années, lorsque le malade vient trouver le chirurgien. De plus la tension de la tumeur, ordinairement très élevée, n'existerait pas dans le cas de siège épicrânien.

L'infiltration gazeuse et la crépitation signalées seulement dans quelques observations devraient exister dans toutes.

La propagation de la tumeur est arrêtée par les sutures du crâne, elle ne le serait pas si l'air n'était pas sous le périoste.

Comment enfin expliquer les lésions de l'os sous-jacent si le périoste n'est pas décollé ! DUPLAY a prétendu que ces lésions peuvent être causées par la même cause inconnue qui a produit la perforation, Mais les interventions chirurgicales ont montré que les lésions osseuses s'arrêtent juste au niveau du décollement périostique.

Pour toutes ces raisons le siège n'est donc pas épicrânien.

L'opinion mixte de GRABINSKI prétendant qu'il y a secondairement irruption de l'air sous l'aponévrose est également erronée, pour les mêmes raisons. Les expériences cadavériques ne peuvent entrer en ligne de compte avec les observations cliniques, les conditions de résistance des tissus, de la pression, et du mode d'épanchement des gazs ne sont pas les mêmes.

Pour toutes ces raisons, nous croyons que le siège de la pneumatocèle est sous le péricrâne, et que l'intégrité même du périoste servant à brider la tumeur est, comme le dit THOMAS, une des conditions essentielles de la formation.

Cette question du siège bien établie, passons aux lésions anatomo-pathologiques proprement dites de la tumeur. Nous étudierons successivement les lésions de la pneumatocèle en général, puis les lésions particulières aux pneumatocèles traumatiques et pathologiques.

Lésions osseuses. — Presque tous les auteurs ont insisté sur ces lésions, en particulier ceux qui ont fait des interventions opératoires, et ont pu les constater directement. Une revue rapide des lésions trouvées par les différents observateurs nous montre que : DUVERNEZ, en 1703 « sentait sous la peau l'os inégal et raboteux comme une pierre ponce » ; l'autopsie de LECAT, en 1741, montre des éminences et des trous dont quelques-uns pénétrèrent dans le crâne. PINET, JARJAVAY sentent des rugosités, encore plus perceptibles après ponction. CHEVANCE, VOISIN, accusent des irrégularités mastoïdiennes. LETIÉVANT, en 1869, ne constate pas les irrégularités et les bosselures, mais sent au niveau de la partie la plus externe du sinus frontal une dépression limitée par un rebord mince et irrégulier.

WERNHER décrit une fissure occupant toute la longueur de la mastoïde.

SONNENBURG, en 1889, signale un rebord osseux

aux confins de la tumeur, déjà décrit par Thomas, mais note en plus chez sa malade une sorte de dédoublement du péricrâne.

Berger, en 1899, insiste aussi sur l'existence d'une série de rugosités séparées par des sillons profonds. Enfin, dans notre cas, l'os n'était pas très rugueux, mais paraissait poreux, présentait une série de petits pertuis qui le faisaient ressembler à de la pierre ponce.

A quoi sont dues ces lésions? Les opinions anciennes que l'os est altéré par contact avec les gazs de la tumeur, par la pression exercée par ceux-ci, sont aujourd'hui controuvées. Cette opinion n'est pas acceptable, dit Thomas, et voici pourquoi on a parfois des saillies qui dépassent beaucoup l'épaisseur des os du crâne. Il y a donc en certains points un travail d'hypertrophie. Le péricrâne ne se décollant qu'incomplètement continue en certains points à jouer un rôle dans la nutrition de l'os et sous l'influence des tiraillements auxquels il est soumis, on a successivement production de dépôts cartilagineux puis osseux. (Thomas).

La théorie de Duplay disant que les altérations osseuses sont dues à la même cause qui a produit la perforation est fausse également, car lorsque l'air est évacué et que l'adhérence est de nouveau complète entre le périoste et l'os, les irrégularités disparaissent.

L'observation plus récente de Sonnenburg montre la justesse de la théorie de Thomas. Il a en effet constaté des travées fibreuses en voie d'ossification réunissant la voûte et la base de la tumeur, si ces travées se rompent, nous aurons les irrégularités qu'ont signalées les auteurs.

Les dépressions signalées en même temps que les éminences sont dues à la raréfaction de l'os privé de ses moyens de nutrition aux endroits où le périoste est complètement décollé.

Le siège de la perforation osseuse n'a été constaté qu'un petit nombre de fois. Letievant sentait l'orifice par la palpation du sinus frontal. Au contraire, si la pneumatocèle est traumatique on trouve presque toujours la solution de continuité comme nous le verrons plus loin.

Lorsque l'orifice n'aura pas été découvert, on ne peut faire que des suppositions sur son siège. Il occupe probablement la paroi antérieure du sinus frontal.

Contenu. — C'est évidemment de l'air atmosphérique, les conditions de production le démontrent d'une façon évidente. Nous signalerons simplement pour mémoire et sans nous y arrêter l'opinion de quelques auteurs qui prétendent que le gaz peut se produire spontanément dans l'intérieur de la poche.

Pinet dit que le gaz recueilli par lui avait tous les caractères de l'acide carbonique. Chevance qu'il avait les caractères de l'air atmosphérique et rien de plus.

La seule analyse complète est celle de Fordos, pharmacien de l'hôpital de la Charité, à propos du malade de Thomas en 1865. Le gaz recueilli était composé d'un mélange d'Az., d'O et de Co^2 sans traces de gaz inflammable dans les proportions suivantes :

Az	87,28
O	10,88
Co^2	1,84

Ce gaz différait de l'air atmosphérique par une proportion moindre d'O, plus grande d'Az et de Co^2. Cette différence est sensiblement la même que celle que présente l'air atmosphérique après un séjour de 24 à 48 heures dans les mailles d'un tissu vivant. Demarquay et Leconte l'ont établi par des expériences sur les animaux. (*Archives générales de médecine 1859*).

L'air contenu dans les tumeurs est donc bien de l'air atmosphérique modifié par son séjour dans les tissus.

Il nous reste maintenant à décrire les particularités anatomo-pathologiques des pneumatocèles traumatiques et pathologiques.

Pneumatocèle traumatique

Le siège de la solution de continuité est presque toujours senti. Laugier vit au-dessus de la racine du nez un enfoncement qui fit soupçonner la fracture. Morel-Lavallée et Miquel les sentirent également chez leurs malades. Chez le malade de Le Dentu, on put diagnostiquer une fissure de la partie postérieure du tissu frontal. C'est donc dans cette variété de pneumatocèle que le siège de la fissure est le plus facile à déterminer.

Pneumatocèle pathologique

En plus des lésions décrites plus haut, nous trouvons celles de l'affection qui lui a donné naissance.

Souvent la pneumatocèle est suppurée, et c'est dans ces cas, que le trocart du chirurgien ramène du pus après ponction. L'os sous-jacent présente de l'infection, de la carie, des séquestres, tuberculeux ou syphilitiques. La muqueuse présente des altérations, des lésions dues au coryza ou à la rhinite.

SYMPTOMATOLOGIE

Nous avons vu en définissant la pneumatocèle frontale et en étudiant sa pathogénie, que cette affection reconnait plusieurs causes, par conséquent à côté de symptômes communs, nous devons avoir des caractères particuliers en rapport avec les variétés étiologiques.

Nous ferons en conséquence une description des symptômes que l'on retrouve à peu près dans tous les cas, puis, en second lieu, nous décrirons les caractères particuliers à chaque variété de l'affection.

Pneumatocèle du crâne en général. — La maladie s'installe souvent sans cause apparente, l'attention du malade est attirée par une tumeur qui augmente peu à peu de volume, mais sans autres phénomènes.

Dans d'autres cas, au contraire, son apparition est accompagnée de prodromes. Les malades accusent au front des douleurs, des sifflements, et ce parfois longtemps avant le début de la maladie (six semaines dans le cas de Chevance). Différentes observations sont instructives à cet égard. Le malade de Lecat avait depuis longtemps des douleurs dans le côté droit de la tête, celui de Jarjavay se plaignait de douleurs sourdes dans la région frontale. Le malade de Thomas eut pendant l'apparition de sa tumeur de petits sifflements dans l'oreille droite.

Avec ou sans prodromes, car nous venons de voir que ceux-ci sont inconstants, s'installe une tuméfaction limitée ; elle apparaît lentement comme en témoignent la plupart des observations, ou brusquement comme dans certains cas de pneumatocèles traumatiques.

Sa forme est variable. Elle peut être arrondie, ovalaire ou allongée. Elle n'est pas douloureuse spontanément. Thomas est le seul à avoir signalé une sensation de poids, une gêne assez considérable au niveau de la partie tuméfiée, due suivant lui à la distension de la peau.

Cette tumeur, ordinairement unique, peut être double. Chez notre malade on avait deux tuméfactions limitées au frontal. Chez le malade de Balassa on trouve deux tumeurs mastoïdiennes séparées par l'insertion semi-circulaire du temporal.

Le volume en est variable, elle peut être grosse comme une noix ou bien envelopper toute la tête d'un vaste turban. C'est une tumeur parfaitement lisse à la palpation, élastique, non fluctuante. Cependant, dans les tumeurs volumineuses on peut avoir de la fausse fluctuation comme dans le cas de Chevance, où l'affection fut prise pour un kyste dermoïde. Thomas au début avait cru à la formation d'un abcès.

La sonorité à la percussion est un des signes de certitude de la pneumatocèle. Cette sonorité toutefois est variable, elle peut même être diminuée ou manquer complètement, dans les cas de tumeur contenant du pus ou une collection liquide.

La tension dans la poche est variable, elle augmente sous l'influence des efforts, lorsque le malade éternue ou pousse en fermant la bouche et le nez. Lorsque le malade se mouche, la tumeur augmente généralement. Chez le malade de LECAT la tumeur diminuait dans ces conditions. On peut expliquer ce fait de la façon suivante : Lorsque le malade se mouche, le nez et la bouche fermés, la tumeur augmente. Si le nez et la bouche restent ouverts, il se fait plutôt une aspiration d'air, et la tumeur diminue.

Par compression, on peut réduire la tuméfaction, ou même la faire disparaître complètement. Pour ce faire on doit bien circonscrire la tumeur avec les doigts, et faire une pression douce sans violences, car la réduction peut être douloureuse.

Si la compression est assez énergique, le malade et même les assistants peuvent entendre des bruits et des sifflements variables, suivant le siège de la tumeur et produits par le passage de l'air à travers l'orifice accidentel.

La compression peut également faire éprouver aux malades des sensations bizarres, des chatouillements, comme si un corps étranger se mouvait dans leur nez ou leur oreille.

La compression détermine parfois chez certains malades des accès d'angoisse et de suffocation. Le malade de JARJAVAY avait de la toux, du larmoiement et des accès d'oppression qui disparaissaient en même temps que la compression. Celui de BALASSA avait remarqué que sa tumeur diminuait lorsqu'il se couchait du même côté. Il éprouvait à ce moment de la difficulté pour respirer.

La palpation de la peau détermine parfois, aux confins de la tumeur, de la crépitation aérienne ou parcheminée, mais très rarement.

La peau qui recouvre la tumeur est normale, sans changement de coloration. On note parfois un léger réseau veineux sous-cutané, mais peu marqué. Parfois, dans la pneumatocèle traumatique, la peau présente des ecchymoses ou même des solutions de continuité lorsque le traumatisme a été direct. Elle peut dans les pneumatocèles pathologiques porter des traces de l'inflammation profonde. L'augmentation de la tumeur est lente et progressive. Le décollement périostique se fait petit à petit.

Lorsque la tumeur envahit le côté opposé du crâne, on voit en son milieu une dépression formée par la suture sagittale. L'envahissement des deux moitiés du crâne est rare.

La palpation profonde nous révèle l'existence de saillies et de dépressions osseuses que l'on trouve décrites dans presque toutes les observations Ces éminences sont surtout faciles à percevoir sur les bords de la tumeur, là où l'épaisseur de la couche aérienne est moins grande, les irrégularités sont plus palpables encore, si par une pression continue, ou par une ponction capillaire on a évacué le contenu de la tumeur.

A la périphérie on sent un bourrelet osseux dur

formé de saillies osseuses et périostiques. C'est un bon signe de pneumatocèle.

L'auscultation de la tumeur a donné dans certains cas des résultats intéressants. BALASSA appliquant son oreille sur celle de sa malade, il s'agissait d'une pneumatocèle mastoïdienne, entendait de petits sifflements et de légers craquements. Il remarquait que ces bruits pathologiques se produisaient surtout dans les grands efforts de pression. JARJAVAY retrouve les mêmes bruits en auscultant la racine du nez de son malade.

ASTRUC, en 1758, avait émis l'opinion que dans les cas d'emphysème de la tête, le malade devait souffrir davantage lorsqu'il faisait chaud, ou qu'il s'approchait d'une source de chaleur, moins lorsqu'il faisait froid. Cette opinion, toute théorique d'ailleurs, n'a pas été confirmée par les différents auteurs. Le fait n'est signalé dans aucune observation.

L'état général est ordinairement très bon dans les pneumatocèles spontanées, il est variable dans les pneumatocèles traumatiques ou pathologiques comme nous le verrons plus loin.

Cette description générale comprend aussi bien les pneumatocèles mastoïdiennes que les frontales, voyons ces dernières en particulier.

Pneumatocèle frontale

La tumeur frontale est ordinairement latérale, et située un peu au-dessus du sourcil. La tumeur siège du côté de l'apophyse orbitaire externe, la partie antérieure du sinus frontal est souvent respectée, le siège latéral se retrouve dans la plupart des observations. Elle peut même occuper la région temporale comme dans le cas de DUPUYTREN, où par compression on la faisait cheminer sur les parois latérales et antérieures du front jusqu'à la faire disparaître complètement. Dans notre cas, le début avait été médian, mais rapidement le maximum de la tuméfaction s'était porté vers la partie externe du front.

Voici quels sont les signes particuliers à cette tumeur : La pression au niveau des sinus frontaux peut y éveiller de la douleur. Le malade de MIQUEL chez qui la tumeur était indolore, présentait une douleur à la pression un peu au-dessus de la racine du nez.

Les sifflements, bruits anormaux, les phénomènes d'auscultation ont leur maximum à la racine du nez.

C'est surtout dans ces pneumatocèles que sont signalées la sensation d'angoisse et la gêne respiratoire produite par compression.

L'odorat était conservé dans la grande majorité des cas. Le malade de JARJAVAY avait de l'anosmie, mais la sensibilité de la pituitaire était conservée.

On peut avoir, mais très rarement, le fait ne s'est produit qu'une fois, décollement du périoste de la voûte orbitaire. Dans l'observation de JARJAVAY on note que l'apophyse orbitaire externe était grosse comme une noix et l'œil droit était repoussé au-dessous de celui du côté opposé.

Pneumatocèles traumatiques

Leurs conditions étiologiques leur donnent parfois une physionomie particulière. On peut noter sur la peau des traces de la violence extérieure, contusions, ecchymoses, solutions de continuité. La douleur à la palpation au niveau de la fracture est assez souvent observée.

La palpation a pu signaler des dépressions, des enfoncements osseux, renseignant le chirurgien sur le lieu de la fracture. L'évolution de la maladie est différente. Elle a souvent une tendance à la guérison spontanée. Enfin, son début est souvent brusque : la tumeur n'a pas la lenteur d'évolution que caractérise la pneumatocèle spontanée.

Pneumatocèle pathologique

Ses signes particuliers sont surtout dus à l'affection qui lui a donné naissance. A la région frontale elle est souvent précédée d'une période de tuméfaction osseuse. Elle succède à la tuberculose, à la syphilis du frontal et est accompagnée des signes de ces affections. La peau présente des signes de l'inflammation profonde, de la rougeur et de l'œdème. La tumeur aérienne contient souvent du pus, sa sonorité en est diminuée. La ponction exploratrice donne du pus mélangé à l'air. L'évolution de la maladie n'est pas la même, les lésions osseuses prennent la première place.

DIAGNOSTIC

Les signes capitaux de la tumeur, sa sonorité, sa réductibilité par pression, les altérations osseuses ne se retrouvent dans aucune des affections qui peuvent la simuler. Le diagnostic a toujours été fait dès que le chirurgien a eu l'idée de percuter la tumeur.

L'emphysème sous-cutané des téguments du crâne ne peut pas être confondue avec la pneumatocèle. S'il fait partie d'un emphysème généralisé provenant de l'irruption sous la peau de l'air contenu dans les alvéoles pulmonaires, la pneumatocèle est généralisée, c'est au cou et à la face que se présente le maximum de tuméfaction; or, jamais la pneumatocèle n'envahit ces régions. De plus, la tuméfaction est diffuse, sans limites précises. On perçoit partout de la crépitation gazeuse. Enfin, la réduction n'est pas possible.

Si l'on a affaire à un emphysème localisé au crâne, on aura bien de la sonorité à la percussion et de la réductibilité par pression. Seulement, l'épanchement fait dans un tissu cellulaire très serré, ne pourra atteindre l'extension constatée dans certains cas de pneumatocèle. La face, le cou et les paupières seront intéressés.

Dans les cas d'emphysème sous aponévrotique, tout le tissu est envahi brusquement. L'extension de la tumeur n'est pas arrêtée par les sutures. Les dépressions et les irrégularités n'existeront pas.

La pneumatocèle du crâne doit donc être différenciée de l'emphysème sous-cutané à un examen même superficiel. Certains angiomes du cuir chevelu pourront un instant donner le change, cependant on note les changements de coloration de la peau à leur niveau, des battements, des pulsations. La compression les fait diminuer, ils grossissent sous l'influence des efforts, mais ils ne sont pas sonores.

La palpation et l'auscultation montrent des frémissement, des souffles qui n'existent pas dans la pneumatocèle.

La tumeur fut une fois prise pour un kyste dermoïde, une autre fois pour un abcès. Mais le chirurgien qui a commis cette erreur n'avait pas percuté la tumeur, n'avait pas cherché à la réduire.

Les fractures de l'ethmoïde peuvent donner lieu à un épanchement aérien, mais il occupe la face, et a les caractères de l'emphysème sous-cutané.

Le diagnostic de siège sera facile à faire si l'on voit le malade au début de l'affection. Mais dans les cas de pneumatocèle généralisée on pourra hésiter. Les commémoratifs, la palpation des régions, surtout dans les cas de pneumatocèle traumatique pourront donner de précieux renseignements.

De la douleur à la pression, un enfoncement osseux, une fissure palpable, serviront au diagnostic.

Après réduction, si le malade fait des efforts, on verra à quel endroit se reproduit d'abord la tuméfaction.

Diagnostic étiologique. — Lorsqu'un malade assez âgé, jusque-là bien portant, sans tare antérieure, voit se développer lentement la tuméfaction, la pneumatocèle est spontanée. Dans d'autres cas, le traumatisme est insignifiant, il n'est qu'un adjuvant, la véritable cause est encore la déhiscence des cellules. La tumeur sans le traumatisme serait apparue fatalement plus tard.

Tout autre est la façon de se produire de la pneumatocèle pathologique ; nous trouverons chez nos malades des antécédents. Ceux de Duvernay et d'Igonnet étaient probablement des syphilitiques. La malade de Letiévant avait de la nécrose du frontal. Notre malade avait eu des accidents multiples, ganglions du cou, arthrite du genou, tumeurs gommeuses des jambes, etc.

La peau présente souvent de la rougeur, de la chaleur, une circulation nerveuse plus intense, indices d'une inflammation profonde. Enfin le diagnostic peut se faire a postériori, lorsque l'incision donne issue à du pus et que l'on trouve des séquestres, des parties nécrosées, stigmates de l'affection qui a donné naissance à la pneumatocèle.

La pneumatocèle traumatique sera rapidement décelée. Les conditions de production, la rapidité de sa formation, son siège presque toujours frontal, l'existence d'enfoncements osseux, ne laisseront aucun doute sur le diagnostic. Nous avons insisté longuement sur ce diagnostic étiologique, car il a une très grande importance au point de vue du traitement contrairement à ce que pensait Miquel. Les indications thérapeutiques sont précisément commandées comme nous le verrons par l'étiologie de la tumeur.

PRONOSTIC

Le pronostic varie avec l'étiologie, suivant que la pneumatocèle est spontanée, traumatique ou pathologique.

Dans la pneumatocèle spontanée il n'est pas grave en général. Deux malades, ceux de Lecat et de Fleury, sont morts, il est vrai, mais il faut incriminer les complications inflammatoires qui se sont produites après l'intervention. Les autres malades voyaient leur affection disparaître au bout d'un certain temps, ou bien durer un temps indéfini. En effet, si le pronostic n'est pas grave *quoad vitam*, il faut remarquer que cette variété n'a aucune tendance à la guérison spontanée, et exige souvent une intervention chirurgicale.

La pneumatocèle traumatique, au contraire, a un pronostic très favorable : Si le traumatisme n'est pas considérable, si les précautions antiseptiques sont bien prises, le malade guérit souvent rapidement et sans incident. Du reste l'os fracturé a naturellement une tendance à la cicatrisation. L'intervention chirurgicale ne devra être tentée que contre les complications infectieuses se produisant du côté des méninges et du cerveau.

Dans la pneumatocèle pathologique, le pronostic est variable avec l'affection qui lui donne naissance. En règle générale, ces affections étant purulentes, de larges interventions chirurgicales seront nécessaires, et la gravité de la maladie en est augmentée. Mais, si la suppuration succède à une inflammation légère de la muqueuse, les moyens ordinaires amènent souvent la guérison, et ces cas peuvent être considérés comme bénins.

En résumé le pronostic de l'affection est en général peu grave, surtout à l'heure actuelle, où les interventions chirurgicales bien faites, ne mettent plus en danger la vie des malades.

TRAITEMENT

THOMAS et ses devanciers n'avaient décrit que les pneumatocèles spontanées. Les variétés traumatiques et pathologiques pour eux étaient peu intéressantes, surtout les dernières, qu'ils ne considéraient que comme une complication de l'affection qui leur donnait naissance. C'était par conséquent pour eux une affection spéciale susceptible d'un traitement particulier toujours le même, au même titre que les autres affections du crâne.

A cette époque, les malades ne tiraient aucun bénéfice des larges interventions, plusieurs même moururent de la main du chirurgien, par conséquent les procédés qui furent les plus en honneur à cette époque furent les moyens simples et palliatifs. Un historique rapide de la question du traitement jusqu'à la période antiseptique va nous le montrer.

LECAT en 1743, fait une incision assez large, bourre la plaie de charpie. Le malade succombe d'infection purulente. LLYOD, un peu plus tard, eut de la suppuration, mais son malade guérit. PINET et BALASSA voient également leurs malades suppurer indéfiniment.

Les malades de JARJAVAY, de CHEVANCE et de VOISIN, n'échappent pas à la loi générale, et ont de vastes suppurations et des décollements très étendus après la pose du séton.

RIBEIRO VIANNA qui, le premier, rugina les os du crâne, mit sa malade en grand péril, car elle survécut à un érysipèle, à la nécrose des os du crâne, à la gangrène des lambeaux.

THOMAS, en 1865, fait simplement plusieurs ponctions capillaires suivies de compression, la malade est très améliorée, mais non guérie.

LETIÉVANT n'emploie pour sa malade que la ponction et la compression. BRUNSVICK, également en 1883, et ce dernier, qui est contemporain de l'antisepsie, rejette les moyens chirurgicaux, et recommande les moyens palliatifs qui lui donnent, dans le cas rapporté dans sa thèse, un résultat excellent.

Nous voyons par conséquent que le seul traitement rationnel à cette période consistait dans l'emploi des moyens simples. Les risques courus par le malade devaient empêcher toute intervention plus complète.

A l'heure actuelle, la question est complètement changée. Les progrès de l'antisepsie nous permettent aujourd'hui toutes les interventions. De plus, la pneumatocèle n'est plus unique et si les formes et les causes sont multiples, les traitements doivent être variés. L'étude du traitement de la pneumatocèle telle qu'on la considère aujourd'hui, doit comprendre 3 chapitres suivant les variétés étiologiques.

1° Pneumatocèle traumatique

Le traitement de la pneumatocèle traumatique est variable avec la lésion causale. On peut avoir tous les degrés dans le traumatisme depuis la simple fracture de la table externe du sinus frontal, jusqu'à la fracture complète avec lésion cérébrale.

Il est évident que la conduite à tenir ne sera pas la même dans tous les cas.

Dans les cas les plus simples, le chirurgien doit se souvenir que l'os fracturé a par lui-même une tendance à la cicatrisation et employer les moyens ordinaires, c'est-à-dire réduire la tumeur, et faire une compression uniformément répartie, qui facilitera le récollement du périoste.

Si la tumeur est irréductible, une ponction capillaire sera faite avec l'aspirateur, en s'entourant de la plus grande asepsie, de façon à ne porter aucune infection dans l'intérieur de la poche. Miquel préconise les injections iodés, mais ce moyen nous semble bien infidèle pour faire adhérer le périoste aux os du crâne.

La compression après réduction se fera sur toute la tête avec une bande de toile ou de caoutchouc serrée modérément.

Le chirurgien devra en même temps prendre les précautions antiseptiques nécessaires et indispensables dans tous les traumatismes du crâne. Ce que nous devons craindre, c'est l'infection, la sinusite du sinus frontal, la phlébite des sinus, la méningite, l'infection purulente. Nous devons faire en sorte que l'air qui vient au contact de l'os dénudé soit le plus aseptique possible. Nous ferons dans ce but chez nos malades avec des liquides antiseptiques faibles de fréquentes irrigations dans le nez, la bouche et les oreilles.

Dans l'intervalle de ces irrigations, des tampons de ouate hydrophile seront mis dans le nez et les oreilles, de façon à filtrer l'air qui pourrait pénétrer dans la poche.

Ce traitement employé chez le malade de MIQUEL a donné un plein succès. En effet, dans ces cas, la tumeur est accidentelle, l'os qui doit faire la réparation est sain, par conséquent si l'on rapproche de l'os sa membrane nutritive, la cicatrisation doit se faire.

Dans d'autres cas, ces moyens ne suffisent plus. Les deux tables sont fracturées, l'air est en contact avec le cerveau qui peut lui-même être intéressé par le traumatisme. Les cas de LAUGIER, celui plus récent de LE DENTU, sont très instructifs à cet égard.

LAUGIER ne fit pas la trépanation et le regretta. LE DENTU la jugea nécessaire, et son malade guérit, et de son traumatisme cérébral et de sa pneumatocèle.

Il est évident que dans ces cas, lorsqu'il y a infection ou menace d'infection du cerveau, la première chose à faire est de trépaner largement. Dans ces cas, on obtient du même coup la guérison de la pneumatocèle. La fissure est enlevée par le trépan, la cicatrisation osseuse et le recollement du péricrâne se font de concert, et la tumeur ne se reproduit plus.

En résumé, si la fracture est minime, sans menaces

d'infection, l'expectation est la règle, accompagnée de compression, et de désinfection des cavités naturelles. S'il y a infection, la conduite est tout autre, et la trépanation permettra une guérison complète.

2° Pneumatocèle spontanée

La pneumatocèle spontanée, mieux appelée, comme nous l'avons vu, de cause inconnue, sera traitée comme il suit :

Nous mettrons d'abord en pratique les moyens qui nous furent enseignés par nos devanciers. La réduction par pression ou par aspiration, puis la compression totale du cuir chevelu.

Si ces moyens ne suffisent pas on pourra essayer très prudemment, et sans compter beaucoup sur leur efficacité, les injections irritantes dans l'intérieur de la poche.

Si par ces procédés, le périoste ne se recolle pas, on sera en droit d'instituer le traitement chirurgical qui peut consister en deux interventions, incision simple et drainage, ou incision suivie de trépanation.

L'incision simple avec rupture des brides périostiques a donné un succès complet à Sonnenburg. Il est probable que dans ce cas, des caillots sanguins, ou des brides périostiques en se rétractant ont obturé l'orifice. C'est la seule observation existante, où l'incision ait guéri la tumeur aussi rapidement.

L'incision suivie de drainage prolongé permettant l'accollement des surfaces osseuses et périostiques peut également être tentée ; ce procédé, qui n'a pas été mis en pratique depuis l'antisepsie, peut donner sans aucun doute de bons résultats.

Le procédé chirurgical le plus fidèle sera, croyons-nous, la trépanation frontale. Jamais, dit LE DENTU, une pneumatocèle n'a été consécutive à la trépanation de la mastoïde des sinus frontaux, on peut, par conséquent, compter sur la large dérivation que donne cette opération pour obtenir le recollement du péricrâne. De plus, il y a beaucoup de chances pour que la trépanation enlève la portion osseuse sur laquelle se trouve la fissure. Ceci se fera un peu à l'aveugle, car l'orifice accidentel est rarement visible.

Cette intervention aura d'autant plus de chances de réussir qu'elle sera faite chez des sujets jeunes, dont les os sont en plein développement, chez lesquels la circulation périostique et osseuse est active et peut rapidement faire les frais d'une réparation.

C'est à dessein que nous n'avons pas parlé de grattage des os du crâne préconisé par quelques auteurs. S'il a lieu au niveau réel de la lésion, il n'a pas sa raison d'être ; un os qui laisse passer l'air, ne peut être guéri par une rugination superficielle.

Si cette rugination est faite sur l'os sain, nous ne supprimons pas non plus la cause du décollement, par conséquent cette intervention ne peut être efficace.

3° Pneumatocèle pathologique

La forme symptomatique exige également un traitement différent. L'ulcération sinusale est, dans la grande majorité des cas, tuberculeuse ou syphilitique.

Dans tous les cas si l'on soupçonne une infection générale, nous devons combattre la diathèse, qui a donné naissance à la tumeur. Chez notre malade l'établissement du traitement spécifique a amené une guérison complète

Le traitement local a également une grande importance. Il s'agit presque toujours de lésions suppurées qui n'ont pas tendance à la cicatrisation spontanée, nous serons donc en droit d'intervenir chirurgicalement Quelle conduite allons-nous tenir ?

Après incision de la peau et du périoste, nous trouvons l'os en apparence malade, présentant les lésions de l'affection causale, nous devons traiter largement cette lésion.

Comme il est certain que l'os n'est pas toujours seul en cause, que la muqueuse sinusale est lésée également, il faut mettre la lésion à nu, et enlever les séquestres, les parties osseuses, cariées ou nécrosées le plus largement possible.

Cette idée paraîtra un peu théorique, car les observations manquent, et nous ne pouvons nous appuyer sur des résultats opératoires, mais nous suivrons en cela les règles qui président aux diverses interventions osseuses.

Ces interventions au crâne peuvent exiger des lignes d'incision assez étendues, mais la ligne des arcades sourcilières, le cuir chevelu, permettent de dissimuler de grandes incisions et de faire sans danger les recherches nécessaires, car la lésion peut être parfois très difficile à trouver.

Dans le cas où une large plaque osseuse est nécrosée, comme dans notre observation, le traitement n'est plus celui de la pneumatocèle qui n'existe plus, c'est celui de la nécrose des os du crâne.

Nous pouvons en résumé tirer de cette étude du traitement les conclusions suivantes. Dans la pneumatocèle traumatique simple, on doit employer les moyens palliatifs ordinaires qui réussiront le plus souvent. Dans la pneumatocèle traumatique compliquée, le malade se trouvera bien d'une intervention précoce.

La pneumatocèle idiopathique exigera des moyens simples pendant quelque temps ; si la guérison n'est pas obtenue nous ferons l'incision suivie de drainage, ou la trépanation large préconisée par Le Dentu. Enfin dans la pneumatocèle pathologique, l'intervention sera toujours chirurgicale, si le traitement général ne produit pas d'effet. Le chirurgien devra se laisser guider par les lésions osseuses, et les enlever si possible en totalité.

CONCLUSIONS

La pneumatocèle frontale est une tumeur sonore, sous-périostée, située dans le voisinage des sinus frontaux et communiquant avec ces cavités par une ouverture accidentelle.

Contrairement à l'opinion des anciens auteurs qui ne reconnaissent à cette perforation qu'une origine spontanée, nous dirons, avec les auteurs modernes, que le traumatisme et les lésions inflammatoires de l'os sous-jacent peuvent jouer un grand rôle dans sa pathogénie. Il est probable que le nombre des tumeurs anciennes idiopathiques diminuera de jour en jour. La cause bien cherchée sera probablement plus souvent reconnue.

Cet épanchement gazeux est toujours situé sous le péricrâne, et s'accompagne d'une lésion particulière des os sous-jacents. La solution de continuité est rarement visible.

Le gaz renfermé dans la tumeur est de l'air atmosphérique modifié par son séjour dans les tissus vivants.

Le symptôme capital est la sonorité, accompagnée de réduction par pression, et de réplétion lorsque le malade fait des efforts.

Le diagnostic en est facile même avec l'emphysème sous-cutané ou sous aponévrotique qui n'a pas les mêmes conditions de production ni les mêmes symptômes. Le pronostic est bénin en général, quoique cette affection nécessite parfois une intervention chirurgicale assez importante.

Le traitement est variable. Si les moyens simples ne réussissent pas, on est en droit de tenter une intervention plus complète : Incision ou trépanation.

INDICATIONS BIBLIOGRAPHIQUES

ASTRUC. — *Traité des tumeurs et des ulcères.* T. II, p. 233. Paris, 1759.

BA ASSA. — Tumeurs emphysémateuses du crâne. *Revue médico-chirurgicale, 1854.*

BERGER. — *Bulletin de la Société de Chirurgie.* 13 décembre 1899, p. 946 ; 20 décembre 1899, p. 959.

BOULLET. — Traumatismes de la région mastoïdienne du temporal. *Thèse Paris, 1870* ; n° 84.

BRUNSCHVIG (NEPHTALI). — Contribution à l'étude du pneumatocèle du crâne. *Thèse Paris 1883* ; *n° 105.*

CHIPAULT. — L'ostéoplastie crânienne. *Gazette des Hôpitaux,* Paris, 1893 ; I-VI, 780-813.

Id. — Article Pneumatocèle traumatique, *in Traité de Chirurgie,* Drs Le Dentu et Delbet. 1897.

COSTES. — *Moniteur des Hôpitaux,* 1859. VII, n° 22 à 23 ; 1re série.

DEMARQUAY et LECONTE. — *Archives générales de médecine.* T. XIV, p. 432, 1859.

DOLBEAU. — Emphysème traumatique. *Thèse d'agrégation,* Paris, 1860.

DUPLAY et FOLLIN. — *Manuel de pathologie externe.* T. III, page 559.

DUPONT. — Tumeurs sanguines du crâne. *Thèse Paris,* 1858.

FÉRÉ. Atrophie sénile symétrique des pariétaux. Bull. Soc. Anat., Paris 1881, VI, 472. Also *Progrès médical*, Paris 1882, 149.

FLEURY. — Observation du pneumatocèle du crâne. *Bull. de la Soc. de Chirurgie de Paris 1867-68.* 2 v. VIII, 520-525.

FOX (C. A).— Cases of pneumatocele. *Med. Times et Gaz. London, 1876-86.*

GAYRAUD. — Art. Crâne du *Dictionnaire encyclopédique.* T. XXII, 1re série, p. 554.

GÉRARD-MARCHANT.—Art. Pneumatocèle du crâne. *Traité de chirurgie de Duplay et Reclus.* T. III, p.

GRABINSKI. — Pneumatocèle du crâne. — *Thèse Montpellier, 1869.*

GUILLEMAIN ET TERSON. — *Gazette des Hôpitaux*, n° 43, 9 avril 1892.

HEINECKE. — Tumeurs gazeuses du crâne. *Handbuch der alg und special chirurgie von Pitla und Bilroth.* Bd. III.

HYRTL. — Sur la déhiscence spontanée du tegmen tympani et des cellules mastoïdiennes. *Compte-rendu de l'Académie des Sciences de Vienne*, T. XXX, n° 10, 1858, p. 275.

JARJAVAY. — *Compendium de chirurgie pratique*, T. III, p. 99, 1854.

— *Anat. chirurgicale*, T. II, page 10, 1854.

KIRMISSON. — *Manuel de Pathologie externe*, T. II, p. 48.

LECAT. — Tumeur venteuse du crâne. *Recueil des actes de la Soc. de Médecine de Lyon*, 1795, T. I, page 31.

LE DENTU.— *Bull. de l'Académie de Médecine*, 30 avril 1895; 30 juillet 1895.

MALAPERT. — *Bulletin de la Société de Chirurgie.* 11 janvier 1899.

MEYJES. — Un cas de pneumatocèle du sinus frontal. *Bulletin de la Société belge d'otologie et laryngologie. Bruxelles, 1878.* T. III, p. 122.

MIQUEL. — De la pneumatocèle traumatique. *Thèse de Paris*, 1892, n° 365.

PINET. — Recueil des travaux de la *Société médicale du département d'Indre-et-Loire*, 2e série, 1838, p. 38.

POIRIER. — *Traité d'Anatomie médico-chirurgicale*, T. I, 1890.

SAUVAGE. — Recherches sur l'état sénile du crâne. *Thèse Paris*, 1869.

SEBILEAU. — *Thérapeutique chirurgicale des maladies du crâne*, Paris, 1898.

SENNEMBURG. — Ein Fall von Pneumatocèle crânii supramastoïdea. Operation. Heilung. *Deutsche medicinische Wochenschrift.*, Leipzig, 1889. XV, 833-835.

STROM. — Ueber Pneumatocèle crânie supra mastoïdea. *Nord med. Ark. Stockholm*, 1902, n° 81-10.

TILLAUX. — *Anatomie topographique*, 36, 82.

THOMAS. — Du pneumatocèle du crâne. *Thèse Paris*, 1865, 240.

VIANNA. — Tumeurs emphysémateuses du crâne. *Gaz. méd. de Lisboa*. 3e série, T. 1, 1862.

WALLET. — De la nécrose syphilitique des os du crâne. *Thèse Paris*, 1897, 380.

WARREN (J.-M.). — Tumeur gazeuze du frontal. *Boston M. et S. Journal*, 1862, XIII, 325.

WERNHER. — Deutsche Zeitschrift fur chirurgie. Leipzig, 1873, 381-401.

Id. — Arch. fur chirurgie, T. III, 5-6, 1873.

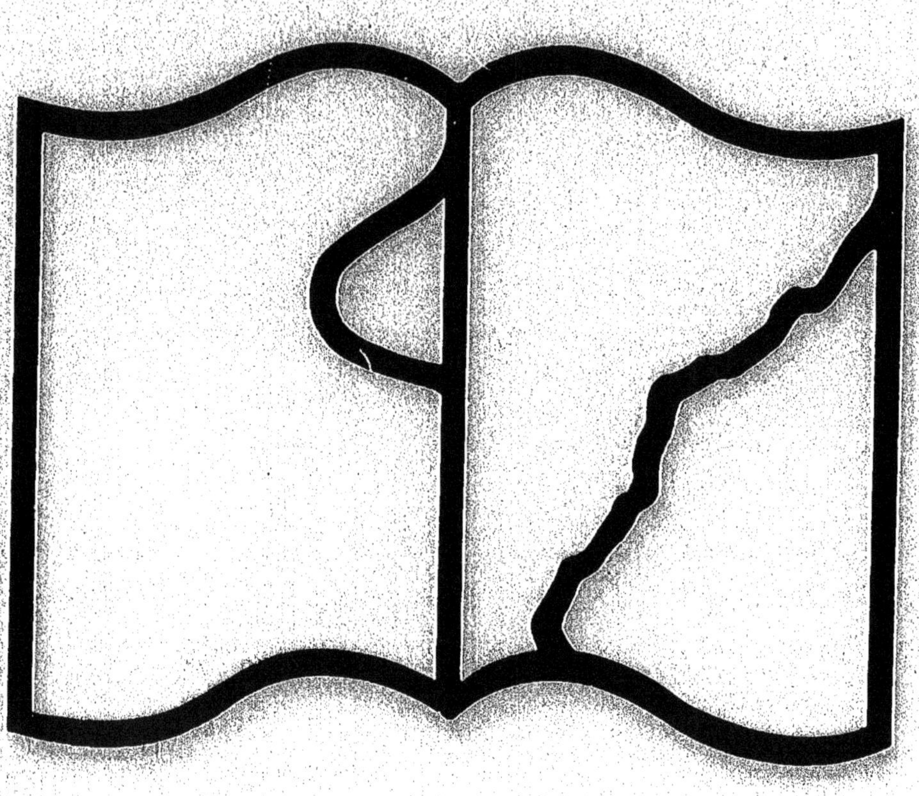

Texte détérioré — reliure défectueuse

NF Z 43-120-11

www.ingramcontent.com/pod-product-compliance
Ingram Content Group UK Ltd.
Pitfield, Milton Keynes, MK11 3LW, UK
UKHW021222230726
13926UKWH00003B/1181